U0097970 本草㉓

重輯名醫別錄

藥學博士 劉淑鈴/重輯

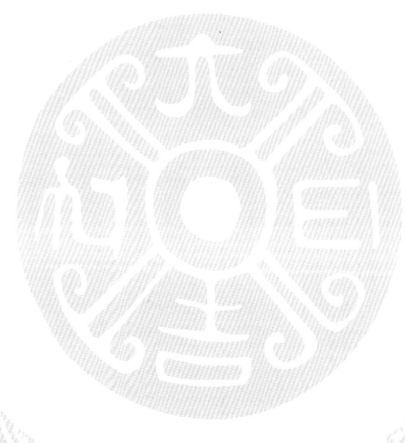

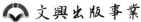文興出版事業

凡 例

1. 本書之重輯編印，採用朱墨楷明雜書方式，其內文以楷體字代表《本經》正品所錄《雷公集注神農本草》之朱書文；以明體字代表《名醫》副品所錄《別錄》之墨書文。

2. 符號標示應用，「＊」：《本經》正品與《名醫》副品中，《唐本注》重引《別錄》之文；「◎」：新附品中，《唐本注》加引《別錄》之文者；「△」：《證類本草》唐本先附品中《證類》所引《海藥》引自《別錄》之文者。

3. 本書各藥項之考證，乃以下列各書為依據：

   (1) 《神農本草經》（簡稱本經）採森立之重輯《神農本草經》四卷本，存於國立中國醫藥研究所。

   (2) 《神農本草經》（簡稱孫本）採孫星衍重輯本，自由出版社印行。

   (3) 《本草經集注》（簡稱集注）採森立之重輯、岡西為人訂補解題本。

   (4) 《新修本草》（簡稱新修）採岡西為人重輯，國立中國醫藥研究所出版。

   (5) 《大觀本草》（簡稱大觀）採柯氏影印本，岡西、難波、李漢藥考訂本。

   (6) 《重修政和本草》（簡稱政和）採影印晦明軒本，張存惠刊。

   (7) 《植物名實圖考長編》（簡稱長編）採吳其濬著四冊本及世界書局本。

序

　　《名醫別錄》原書雖已早佚，也曾被誤南朝時期的陶弘景所作，但其實此書是因為陶氏為撰編《本草經集注》時，除收載《神農本草經》藥物，同時又加入《名醫別錄》藥物，而始被後人藉以考據得知。此書除了原本經正品藥物外又新增名醫副品，內容除了原有《本經》的主治、功效、異名外，又補記性味、有毒無毒、功效主治、七情忌宜、產地等，故《別錄》記載內容確實比《本經》更增加了許多。《名醫別錄》可謂是繼漢代《神農本草經》後，由魏晉時期醫家匯集之第二部本草著作。

　　《名醫別錄》雖沒有存留原本，但仿間曾有二重輯本：一為尚志鈞輯校，1986，北京人民衛生出版社出版；另一為那琦、謝文全重輯：1977，中國醫藥學院中國藥學研究所出版。以上二本皆直排列印，引據資料也雷同，且考證詳實，能夠提供本草研究者很完整的的資料。但二者編排上主觀明顯的不同，如各論方面，尚本為三品即三卷，分別為上品193種、中品243種、下品294種，每品再按玉石、草木、獸、禽、蟲、魚、果、菜、朱穀排列。而謝本雖也分為三卷，但是順序則與尚本相反，卷一：玉石部草木部上品150種，卷二：草木部中下114種，卷三：蟲獸果菜朱部有名無用364種。二者各個藥物的內容雖大致相同，但總論編排上則主觀上明顯不同，尚本仍以為維持舊《神農本草經》的三品分類法為主，再依藥物屬性予以分類；但謝本則先採用《本草經集注》的自然屬性分類法，在其中再次分上中下三品。

　　此二重輯本皆為舊版，尤其是謝本，市面上留存不多，且紙張有碎裂現象，故有重輯的必要。新版主要仍舊保留原本存真，引用二重輯本，循用謝本內容，也採用朱墨雜書的方式記述內文，各論按照藥物的自然屬性歸類，再依《本經》的上、中、下分類，文章最後則為附註。全文編排則採用現在通行的橫式排列，以配合現代的閱讀習慣，此書俾能提供本草研究者引據考證，也可以承襲本草研究。

2011.10　劉淑鈴謹誌

名醫別錄總目
卷之一
玉石部草木部上品一百五十種
玉石部上品二十一種
本經正品十八種
名醫副品三種

玉石部中品二十種
本經正品十四種
名醫副品六種

玉石部下品二十種
本經正品九種
名醫副品十一種

草木部上品八十九種
本經正品七十九種
名醫副品十種

草木部下品一百二十七種
本經正品八十二種
名醫副品四十五種

卷之三
蟲獸果菜米部有名無用
三百六十四種
蟲獸部上品二十八種
本經正品十五種
醫副品十三種

蟲獸部中品四十三種
本經正品二十八種
名醫副品十五種

蟲獸部下品四十二種
本經正品二十三種
名醫副品十九種

果部上品十種
本經正品五種
名醫副品五種

名醫別錄總目

⑫

名醫別錄卷之一　玉石部草木部上品一百五十種

玉石部上品二十一種 本經正品十八種
名醫副品三種

玉泉　玉屑　丹沙　水銀　空青　綠青
曾青　白青　扁青　石膽　雲母　朴消
消石　芒消　樊石　滑石　紫石英　白石英
五色石脂　太一餘粮　禹餘粮

玉石部中品二十種 本經正品十四種
名醫副品六種

金屑　銀屑　雄黃　雌黃　石鍾乳　殷孽
孔公孽　石腦　石流黃　凝水石　石膏　陽起石
慈石　玄石　理石　長石　膚青　鐵落
生鐵　鋼鐵

玉石部下品二十種 本經正品九種
名醫副品十一種

青琅玕　礜石　特生礜石　方解石　蒼石
土陰孽　代赭　鹵鹹　白堊　鉛丹　粉錫
銅弩牙　金牙　石灰　冬灰　鍛竈灰　伏龍肝
東壁土　五色符　赤赭

草木部上品八十九種 本經正品七十九種
名醫副品十種

青芝　赤芝　黃芝　白芝　黑芝　紫芝
赤箭　伏苓　虎魄　松脂　栢實　箘桂
牡桂　桂　天門冬　麥門冬　朮　女萎萎蕤
黃精　乾地黃　昌蒲　遠志　澤舄　署豫
菊華　甘草　人參　石斛　石龍芮　石龍芻
落石　千歲虆汁　王不留行　藍實　景天
龍膽　牛膝　杜仲　乾漆　卷栢　細辛
獨活　升麻　茈胡　房葵　著實　酸棗

1

槐實　楮實　枸杞　**蘇合香**　橘柚　奄閭子

薏苡子　車前子　蛇牀子　茵陳蒿　漏蘆　兔絲子

白莫　白蒿　肉縱容　地膚子　忍冬　薪蓂子

茺蔚子　木香　蒺藜子　天名精　蒲黃　香蒲

蘭草　雲實　徐長卿　茜根　營實　旋華

白兔藿　青蘘　蔓荊實　**牡荊實**　秦椒　女貞實

桑上寄生　蕤核　**沈香**　辛夷　木蘭　榆皮

玉石部上品二十一種 本經正品十八種
名醫副品三種

1　玉泉　味甘平。主五藏百病，柔筋強骨，安魂魄，長肌肉，益氣。久服耐寒暑，不飢渴，不老神仙。人臨死服五斤，死三年色不變。一名玉札。
　　無毒。利血脉，療婦人帶下十二病，除氣癃，明耳目，輕身長年。生藍田山谷，採無時。
　　(1)骨：《新修》玉石上卷3作腎。
　　(2)久服耐寒暑，不飢渴，不老神仙：《大觀》玉石上卷3作墨書。
　　(3)癃：《新修》大觀作癃。

2　玉屑　味甘平，無毒。主除胃中熱，喘息，煩滿，止渴。屑如麻豆，服之，久服輕身長年。生藍田，採無時。

3　丹沙　味甘，微寒。主身體五藏百病，養精神，安魂魄，益氣，明目，殺精魅，邪惡鬼。久服通神明，不老。能化為汞。
　　無毒。通血脉，止煩滿，消渴，益精神，悅澤人面，除中惡腹病毒氣，疥瘻諸瘡。輕身神仙。作末名真朱，光色如雲母，可析者良。生符陵山谷，採無時。
　　(1)沙：《新修》《大觀》《政和》均列於玉石上卷3作砂。
　　(2)析：《新修》作折。

4　水銀　味辛寒。主疥瘻，痂瘍，白禿，殺皮膚中蟲蝨；墮胎，除熱。煞金銀銅錫毒，鎔化還復為丹。久服神仙不死。
　　有毒。以傅男子陰，陰消無氣。一名汞。生符陵平土，出於丹沙。
　　(1)蟲：《大觀》《政和》玉石中卷4缺。

(2)煞：《新修》玉石中卷4《大觀》《政和》作殺。
(3)沙：《新修》《大觀》作砂。

5　空青　味甘寒。主青盲，耳聾，明目，利九竅，通血脉，養精
　　神。久服輕身，延年不老。能化銅鐵鈆錫作金。
　　酸大寒，無毒。益肝氣，療目赤痛，去膚瞖，止淚出，利水
　　道，下乳汁，通關節，破堅積。令人不忘，志高神仙。生益
　　州山谷及越巂山有銅處，銅精熏則生空青，其腹中空。三月
　　中旬採，亦無時。
　　(1)脉：《新修》玉石上卷3作脈。
　　(2)酸大寒：《集注》玉石上卷2以大寒之寒為朱書，而《新修》以下以酸寒之寒為
　　　朱書。
　　(3)瞖：《新修》作翳。
　　(4)生：《集注》原缺生後補於旁。

6　綠青　味酸寒，無毒。主益氣，療鼽鼻，止洩痢。生山之陰穴
　　中，色青白。

7　曾青　味酸，小寒。主目痛，止淚出，風痺，利關節，通九竅
　　，破癥堅積聚。久服輕身不老。能化金銅。
　　無毒。養肝膽，除寒熱，殺白蟲，療頭風腦中寒，止煩渴，
　　補不足，盛陰氣。生蜀中山谷及越巂，採無時。
　　(1)味酸，小寒。主目痛，止淚出，風痺，利關節，通九竅，破癥堅積聚。久服輕身
　　　不老。能化金銅：《政和》玉石上卷3以上諸文作墨書。

8　白青　味甘平。主明目，利九竅，耳聾，心下邪氣，令人吐，
　　殺諸毒三蟲。久服通神明，輕身延年不老。
　　酸鹹，無毒。可消為銅劒，辟五兵。生豫章山谷，採無時。

9　扁青　味甘平。主目痛明目，折跌癰腫，金創不瘳，破積聚，
　　解毒氣，利精神。久服輕身不老。
　　無毒，去寒熱風痺，及丈夫莖中百病，益精。生朱崖山谷，
　　武都 朱提，採無時。
　　(1)目：《集注》玉石上卷2原缺目後補於旁。
　　(2)創：《大觀》《政和》玉石上卷3作瘡。
　　(3)久服輕身不老：《新修》玉石上卷3空白漏印。

10　石膽　味酸寒。主明目目痛，金創諸癇痙，女子陰蝕痛，石淋

寒熱，崩中下血，諸邪毒氣，令人有子。鍊餌服之不老。久服增壽神仙。能化鐵為銅成金銀。一名畢石。

辛，有毒。散癥積，欬逆上氣及鼠瘻惡瘡。一名黑石，一名碁石，一名銅勒。生羌道山谷，羌里 句青山，二月庚子辛丑日採。

(1)創：《新修》玉石上卷3《大觀》《政和》玉石上卷3作瘡。
(2) 久服增壽神仙：《新修》《大觀》作墨書。

11　雲母　味甘平。主身皮死肌，中風寒熱，如在車船上，除邪氣，安五藏，益子精，明目。久服輕身延年。一名雲珠，一名雲華，一名雲英，一名雲液，一名雲沙，一名磷石。

無毒。下氣，堅肌，續絕，補中，療五勞七傷，虛損少氣，止利。悅澤不老，耐寒暑，志高神仙。色多赤，五色具，色多青，色多白，色黃青，色正白。生太山山谷，齊廬山及琅邪 北定山石間，二月採。

(1)舩：《新修》玉石上卷3《大觀》玉石上卷3作船。
(2)沙：《新修》《大觀》《政和》作砂。
(3)損：《大觀》《政和》玉石上卷3作損。
(4)利：《新修》《大觀》《政和》作痢。

12　朴消　味苦寒。主百病，除寒熱邪氣，逐六府積聚，結固留癖。能化七十二種石，鍊餌服之，輕身神仙。

辛，大寒，無毒。胃中食飲熱結，破留血閉絕，停痰痞滿，推陳致新。鍊之白如銀，能寒能熱，能滑能澀，能辛能苦，能鹹能酸，入地千歲不變，色青白者佳，黃者傷人，赤者殺人。一名消石朴。生益州山谷有鹹水之陽，採無時。

(1)寒：《集注》玉石上卷2作害。

13　消石　味苦寒，主五藏積熱，胃脹閉，滌去蓄結飲食，推陳致新，除邪氣。鍊之如骨，久服輕身。一名芒消。

辛，大寒，無毒，療五藏十二經脉中百二十疾，暴傷寒，腹中大熱，止煩滿，消渴，利小便及瘻蝕瘡。天地至神之物，能化成十二種石。生益州山谷及武都 隴西 西羌，採無時。

(1)藏：《集注》玉石上卷2作臟。
(2)一名芒消：《集注》及《政和》玉石上卷3作墨書。
(3)辛，大寒：《集注》以大寒之寒為朱書，而《新修》玉石上卷3以下以辛寒之寒為朱書。

(4)脉：《新修》作脈。

14　芒消　味辛苦，大寒。主五藏積聚，久熱胃閉，除邪氣，破留血，腹中痰實結搏，通經脉，利大小便及月水，破五淋，推陳致新。生於朴消。

(1)藏：《集注》玉石上卷2作臟。
(2)搏：《大觀》玉石上卷3作博。
(3)脉：《新修》玉石上卷3作脈。

15　礬石　味酸寒。主寒熱洩痢，白沃陰蝕惡瘡，目痛，堅骨齒。鍊餌服之，輕身不老增年。一名羽。

無毒。除固熱在骨髓，去鼻中息肉。歧伯云：久服傷人骨。能使鐵為銅。一名羽澤。生河西山谷及隴西 武都 石門，採無時。

(1)礬：《孫本》玉石上卷1作涅，《集注》玉石上卷2目錄作礜正文作礬，《新修》《大觀》《政和》玉石上卷3《綱目》鹵石卷11等均作礬。
(2)除固熱在：《集注》作除固熱有，《新修》作附固熱在。

16　滑石　味甘寒。主身熱洩澼，女子乳難，癃閉利小便，蕩胃中積聚寒熱，益精氣。久服輕身，耐飢長年。

大寒，無毒。通九竅六府津液，去留結，止渴，令人利中。一名液石，一名共石，一名脆石，一名番石。生赭陽山谷及太山之陰或掖北 白山或卷山，採無時。

(1)癃：《集注》玉石上卷2《大觀》《政和》玉石上卷3作癃。
(2)府：《集注》《大觀》《政和》作腑。

17　紫石英　味甘溫。主心腹欬逆邪氣，補不足，女子風寒在子宮，絕孕十年無子。久服溫中，輕身延年。

辛，無毒。療上氣心腹痛，寒熱邪氣結氣，補心氣不足，定驚悸，安魂魄，填下焦，止消渴，除胃中久寒，散癰腫，令人悅澤。生太山山谷，採無時。

(1)焦：《集注》玉石上卷2《政和》玉石上卷3作膲。

18　白石英　味甘，微溫。主消渴，陰痿不足，欬逆胷膈間久寒，益氣，除風濕痺。久服輕身長年。

辛，無毒。療肺痿，下氣，利小便，補五藏，通日月光，耐

寒熱。生華陰山谷及太山。大如指，長二、三寸，六面如
削，白澈有光，其黃端白稜名黃石英，赤端名赤石英，青端
名青石英，黑端名黑石英。二月採，亦無時。

(1)藏：《集注》玉石上卷2作臟。

19　青石赤石黃石白石黑石脂等　味甘平。主黃疸，洩痢，腸澼，
　　膿血，陰蝕，下血赤白，邪氣，癰腫，疽痔，惡瘡，頭瘍，
　　疥瘙。久服補髓益氣，肥健不飢，輕身延年。五石脂各隨五
　　色補五藏。
　　生南山之陽山谷中。

(1)五色石脂：諸書目錄均作「五色石脂」正文分別作赤石青石黃石白石黑石脂
　　《大觀》《政和》則各自分條。
(2)脂：《政和》玉石上卷3作脂。

19-1青石脂　味酸平，無毒。主養肝膽氣，明目，療黃疸，洩痢，
　　腸澼，女子帶下百病及疽痔惡瘡。久服補髓益氣，不飢延
　　年。生齊區山及海崖，採無時。

19-2赤石脂　味甘，酸辛，大溫，無毒。主養心氣，明目益精，療
　　腹痛洩澼，下痢赤白，小便利及癰疽瘡痔，女子崩中漏下，
　　產難胞衣不出。久服補體，好顏色，益智不飢，輕身延年。
　　生濟南射陽及太山之陰，採無時。

19-3黃石脂　味苦平，無毒。主養脾氣，安五藏，調中，大人小兒
　　洩痢腸澼，下膿血，去白蟲，除黃疸癰疽蟲。久服輕身延
　　年。生嵩高山，色如鶯雛，採無時。

(1)藏：《集注》玉石上卷2作臟。
(2)雛：《政和》玉石上卷3作鶵。

19-4白石脂　味甘，酸平，無毒。主養肺氣，厚腸，補骨髓，療五
　　藏驚悸不足，心下煩，止腹痛，下水，小腸澼熱，溏便膿
　　血，女子崩中漏下赤白沃，排癰疽瘡痔。久服安心不飢，輕
　　身長年。生太山之陰，採無時。得厚朴并米汁飲，止便膿。

(1)藏：《集注》玉石上卷2作臟。
(2)太：《集注》《政和》玉石上卷3作泰。
(3)得厚朴并米汁飲，止便膿：《大觀》玉石上卷3缺。

19-5 黑石脂　味鹹平，無毒。主養腎氣，強陰，主陰蝕瘡，止腸澼
　　　洩痢，療口瘡咽痛。久服益氣，不飢延年。一名石涅，一名
　　　石墨。出潁川 陽城，採無時。
　　　(1)潁：《集注》作類。

20　太一餘粮　味甘平。主欬逆上氣，癥瘕，血閉漏下，除邪氣。
　　　久服耐寒暑，不飢，輕身飛行千里，神仙。一名石腦。
　　　無毒，肢節不利，大飽絕力身重。生太山山谷，九月採。
　　　(1)粮：《新修》玉石上卷3作糧
　　　(2)肢：《集注》玉石上卷3作支
　　　(3)禹：《本經》玉石上卷2增為「太一禹餘糧」。

21　禹餘粮　味甘寒。主欬逆寒熱煩滿，下赤白，血閉癥瘕大熱。
　　　鍊餌服之不飢，輕身延年。
　　　平，無毒。療小腹痛結煩疼。一名白餘粮。生東海池澤及山
　　　島中或池澤中。
　　　(1)粮：《新修》玉石上卷3作糧。

玉石部中品二十種　本經正品十四種附二種
名 醫 副 品 六 種

22　金屑　味辛平，有毒。主鎮精神，堅骨髓，通利五藏，除邪毒
　　　氣。服之神仙。生益州，採無時。

23　銀屑　味辛平，有毒，主安五藏，定心神，止驚悸，除邪氣。
　　　久服輕身長年。生永昌，採無時。

24　雄黃　味苦，平寒。主寒熱，鼠瘻惡瘡，疽痔死肌，煞精物，
　　　惡鬼耶氣，百蟲毒腫，勝五兵。鍊食之，輕身神仙。一名黃
　　　食石。
　　　甘，大溫，有毒。療疥蟲，䘌瘡，目痛，鼻中息肉及絕筋破
　　　骨，百節中大風積聚澼氣，中惡腹痛鬼注，煞諸蛇虺毒，解
　　　藜蘆毒，悅澤人面。餌服之皆飛入人腦中，勝鬼神，延年益
　　　壽，保中不飢。得銅可作金。生武都山谷，燉煌山之陽，採
　　　無時。
　　　(1)煞：《新修》《大觀》《政和》玉石中卷4均作殺。

(2)耶：《新修》《大觀》作邪。
(3)腫：《大觀》《政和》缺。
(4)練：《新修》《大觀》《政和》作鍊。
(5)澼：《新修》《大觀》《政和》作癖。
(6)注：《新修》《大觀》《政和》作疰。
(7)棃：《新修》《大觀》《政和》作黎。

25 雌黃 味辛平。主惡瘡，頭禿，痂疥，煞毒蟲蝨，身癢、耶氣
　　諸毒。練之久服，輕身增年不老。
　　甘，大寒，有毒。蝕鼻中息肉，下部䘌瘡，身面白駁，散皮
　　膚死肌及恍惚邪氣，煞蜂蛇毒。令人腦滿。生武都山谷，與
　　雄黃同山，生其陰，山有金，金精熏則生雌黃，採無時。
　　(1)平：《集注》玉石中卷2作墨書。
　　(2)煞：《新修》《大觀》《政和》玉石中卷4作殺。
　　(3)耶：《新修》《大觀》《政和》作邪。
　　(4)練：《新修》《大觀》《政和》作鍊。
　　(5)久：《集注》作人。
　　(6)熏：《集注》作勳。

26 石鍾乳 味甘溫。主欬逆上氣，明目益精，安五藏，通百節，
　　利九竅，下乳汁。
　　無毒。益氣，補虛損，療腳弱疼冷，下焦傷竭，強陰。久服
　　延年益壽，好顏色不老，令人有子，不鍊服之，令人淋。一
　　名公乳，一名蘆石，一名夏石。生少室山谷及太山，採無
　　時。
　　(1)損：《大觀》《政和》玉石上卷3作損。
　　(2)焦：《集注》玉石中卷2，《大觀》《政和》均作膲。

27 殷孽 味辛溫。主爛傷，瘀血，泄痢，寒熱鼠瘻，癥瘕結氣。
　　一名薑石。
　　無毒。腳冷疼弱。鍾乳根也。生趙國山谷，又梁山及南海，
　　採無時。

28 孔公孽 味辛溫。主傷食不化邪結氣，惡瘡疽瘻痔，利九竅，
　　下乳汁。
　　無毒。男子陰瘡，女子陰蝕及傷食病，恒欲眠睡。一名通
　　石。殷孽根也，青黃色。生梁山山谷。

(1)恒：《大觀》《政和》玉石中卷4作常。

29　石腦　味甘溫，無毒。主風寒虛損，腰腳疼痹，安五藏，益
　　氣。一名石飴餅。生名山土石中，採無時。
　　(1)腦：《集注》玉石中卷2作䐈《康熙》無䐈有䐈與腦同。
　　(2)損：《大觀》《政和》玉石中卷4作損。

30　石流黃　味酸溫。主婦人陰蝕，疽痔惡血，堅筋骨，除頭禿。
　　能化金銀銅鐵奇物。
　　大熱，有毒。療心腹積聚邪氣，冷癖在脅，欬逆上氣，腳冷
　　疼弱無力及鼻衄惡瘡，下部䘌瘡，止血，殺疥蟲。生東海牧
　　羊山谷中及太山河西，礬石液也。
　　(1)脅：《集注》玉石中卷2，《政和》玉石中卷4作脇。
　　(2)羊：《集注》作陽。
　　(3)礬：《集注》作燔。

31　凝水石　味辛寒。主身熱，腹中積聚邪氣，皮中如火燒爛，煩
　　滿，水飲之。久服不飢。一名白水石。
　　甘，大寒，無毒。除時氣熱盛，五藏伏熱，胃中熱煩滿，止
　　渴，水腫小腹痹。一名寒水石，一名凌水石，色如雲母，可
　　析者良，鹽之精也。生常山山谷，又中水縣及邯鄲。
　　(1)爛：《大觀》《政和》玉石中卷4缺。
　　(2)析：《新修》玉石中卷4作折。
　　(3)縣：《集注》玉石中卷2作懸。

32　石膏　味辛，微寒。主中風寒熱，心下逆氣驚喘，口乾舌焦，
　　不能息，腹中堅痛，除邪鬼，產乳金瘡。
　　甘，大寒，無毒，除時氣，頭痛身熱，三焦大熱，皮膚熱，
　　腸胃中膈氣，解肌發汗，止消渴煩逆，腹脹暴氣，喘息咽
　　熱，亦可作浴湯。一名細石，細理白澤者良，黃者令人淋。
　　生齊山山谷及齊盧山魯蒙山，採無時。
　　(1)三焦：《集注》玉石中卷2《大觀》《政和》玉石中卷4作三膲。
　　(2)膈：《大觀》《政和》作隔。

33　陽起石　味鹹，微溫。主崩中漏下，破子藏中血，癥瘕結氣，
　　寒熱腹痛無子，陰陽痿不合，補不足。一名白石。
　　無毒。療男子莖頭寒，陰下濕癢，去臭汗，消水腫。久服不

飢，令人有子。一名石生，一名羊起石，雲母根也。生齊山山谷及琅邪，或雲山陽起山，採無時。

(1)旡：《新修》《大觀》《政和》玉石中卷4作無。

(2)陰陽痿不合：《新修》《大觀》《政和》作陰癢不起。

(3)琅邪：《集注》玉石中卷2作瑯琊。

34　慈石　味辛寒。主周痹，風濕，肢節中痛，不可持物，洗洗酸痛，除大熱煩滿及耳聾。一名玄石。

鹹，無毒。養腎藏，強骨氣，益精，除煩，通關節，消癰腫，鼠瘻，頭核喉痛，小兒驚癇，鍊水飲之，亦令人有子。一名處石。生太山川谷及慈山，山陰有鐵處，則生其陽，採無時。

(1)慈：《新修》《大觀》《政和》玉石中卷4作磁。

35　玄石　味鹹溫，無毒。主大人小兒驚癇，女子絕孕，小腹寒痛，少精身重，服之令人有子。一名玄水石，一名處石。生太山之陽，山陰有銅，銅者雌。玄石者雄。

(1)寒：《新修》《大觀》《政和》玉石中卷4作冷。

(2)太山之陽：《集注》玉石中卷2作山陽。

(3)玄石者雄：《大觀》缺《政和》作黑者雄。

36　理石　味辛寒。主身熱，利胃解煩，益精，明目，破積聚，去三蟲，一名立制石。

甘，大寒，無毒。除榮衛中去來大熱，結熱，解煩毒，止消渴及中風痿痹。一名肌石，如石膏順理而細。生漢中山谷及盧山，採無時。

37　長石　味辛寒。主身熱，四肢寒厥，利小便，通血脉，明目去翳眇，去三蟲，殺蠱毒。久服不飢。一名方石。

苦，無毒。胃中結氣，止消渴，下氣，除脅助肺間邪氣。一名土石，一名直石，理如馬齒，方而潤澤玉色。生長子山谷及太山臨淄，採無時。

(1)翳：《大觀》《政和》玉石中卷4作瞖。

(2)去：《大觀》《政和》作下。

(3)及：《新修》玉石中卷4增。

38　膚青　味辛平，主蠱毒，毒蛇菜肉諸毒，惡瘡。

鹹，無毒。不可久服，令人瘦。一名推青，一名推石。生益州川谷。

(1)平：《政和》玉石中卷4作墨書。

(2)瘡：《新修》玉石中卷4缺。

(3)一名推青：《政和》作朱書。

39　鐵落　味辛平。主風熱惡瘡，瘍疽瘡痂，疥氣在皮膚中。甘，無毒。除胸膈中熱氣，食不下，止煩，去黑子。一名鐵液，可以染皂。生牧羊平澤及祊城或析城，採無時。

(1)止：《集注》玉石中卷2作心。

(2)鐵及鐵精：《集注》附於鐵落下，《新修》《大觀》《政和》玉石中卷4新立條。

39-1　鐵　主堅肌能痛。

(1)鐵：諸書均為朱書無《別錄》文。

(2)能：《新修》《大觀》《政和》玉石中卷4作耐。

39-2　鐵精　平。主明目化銅。微溫。療驚悸，定心氣，小兒風癇，陰頹脫肛。

(1)頹：《大觀》《政和》玉石中卷4作㿗。

40　生鐵　微寒。主療下部及脫肛。

41　鋼鐵　味甘平，無毒。主金創，煩滿，熱中，胃膈，氣塞，食不化。一名跳鐵。

(1)平：《大觀》《政和》玉石中卷4缺。

(2)創：《集注》玉石中卷2《政和》作瘡。

(3)中：《集注》增。

(4)胃：《集注》作胸。

玉石部下品二十種 本經正品九種附三種　名醫副品十一種

42　青琅玕　味辛平。主身痒，火瘡，癰傷，疥瘙死肌。一名石珠。無毒。白禿，侵淫在皮膚中，煮鍊服之，起陰氣，可化為丹。一名青珠。生蜀那平澤，採無時。

(1)琅：《大觀》《政和》玉石下卷5作瑯。

(2)煮：《大觀》《政和》作煑。

43　礜石　味辛，大熱。主寒熱鼠瘻，蝕瘡死肌，風痺，腹中堅。
一名青分石，一名立制石，一名固羊石。
甘，生溫，熟熱，有毒。癖邪氣除熱，明目下氣，除膈中
熱，止消渴，益肝氣，破積聚，痼冷腹痛，去鼻中息肉。久
服令人筋攣，火鍊百日，服一刀圭，不鍊服則殺人及百獸。
一名白礜石，一名太白石，一名澤乳，一名食鹽。生漢中山
谷及少室，採無時。
(1)癖邪氣除熱：《大觀》玉石下卷5作邪氣除熱且為朱書。
(2)膈：《集注》玉石下卷2作鬲。
(3)太：《大觀》作大。

44　特生礜石　味甘溫，有毒。主明目利耳，腹內絕寒，破堅結及
鼠瘻，殺百蟲惡獸。久服延年。一名倉礜石，一名鼠毒。生
西城，採無時。
(1)利：《集注》玉石下卷2缺。
(2)倉：《新修》《大觀》《政和》玉石下卷5作蒼。
(3)城：《政和》作域。
(5)採無時：《集注》缺。

45　方解石　味苦辛，大寒，無毒。主胃中留熱結氣，黃疸，通血
脈，去蠱毒。一名黃石。生方山，採無時。
(1)胃：《集注》玉石下卷2作胸。
(2)蠱：《新修》玉石下卷5作蟲。
(3)脈：《大觀》《政和》玉石下卷5作脉。

46　蒼石　味甘平，有毒。主寒熱下氣，瘻蝕，殺飛禽鼠。生西
城，採無時。
(1)鼠：《新修》玉石下卷5缺，《大觀》《政和》玉石下卷5作獸。

47　土陰孽　味鹹，無毒。主婦人陰蝕，大熱乾痂。生高山崖上之
陰，色白如脂，採無時。

48　代赭　味苦寒。主鬼注，賊風蠱毒，殺精物惡鬼，腹中毒邪
氣，女子赤沃漏下。一名須丸。
甘，無毒。帶下百病，產難胞衣不出，墮胎，養血氣，除五
藏血脉中熱，血痺血瘀，大人小兒驚氣入腹及陰痿不起。一

名血師。生<u>齊國</u>山谷。赤紅青色，如雞冠有澤，染爪甲不渝者良，採無時。

(1)代赭：《孫本》玉石下卷3增作代赭「石」。
(2)注：《新修》《大觀》《政和》玉石下卷5作疰。
(3)甘：《集注》玉石下卷2缺，《政和》作朱書。

49　鹵鹹　味苦寒。主大熱，消渴狂煩，除邪及吐下蠱毒，柔肌膚。
　　　鹹，無毒。去五藏腸胃留熱結氣，心下堅，食已嘔逆喘滿，明目目痛。生<u>河東鹽池</u>。

(1)鹹：《政和》玉石下卷5作朱書。
(2)吐：《大觀》《政和》玉石下卷5缺。
(3)大鹽、戎鹽：《集注》玉石下卷2附鹵鹹下，《新修》《大觀》《政和》玉石下卷5均各自新立條。
(4)戎鹽：《孫本》玉石下卷3有此無鹵鹹及大鹽。

49-1　大鹽　令人吐。
　　　味甘，鹹寒，無毒。主腸胃結熱，喘逆，吐胷中病。生<u>邯鄲</u>及<u>河東池澤</u>

(1)胷：《大觀》作胸。
(2)生邯鄲及河東池澤：《集注》缺。
(3)池：《新修》作地。

49-2　戎鹽　主明目目痛，益氣，堅肌骨，去毒蠱。
　　　味鹹寒，無毒。療心腹痛，溺血吐血，齒舌血出。一名胡鹽。生<u>胡鹽山</u>及<u>西羌</u>北地及<u>酒泉</u> <u>福祿城</u>東南角，<u>北海</u>青，<u>南海</u>赤，十月採。

(1)堅：《大觀》作緊。
(2)蠱：《集注》作蟲。
(3)療：《集注》《大觀》《政和》缺。
(4)食鹽：《集注》正文附於鹵鹹下，《新修》《大觀》《政和》均新立條於米下，《集注》總目缺，分目列於卷之七米下，正文則附於鹵鹹下，今依分目新分條於米下。

50　白堊　味苦溫。主女子寒熱癥瘕，月閉積聚，陰腫痛，漏下無子。
　　　辛，無毒。止洩利，不可久服，傷五藏，令人羸瘦。一名白善。生<u>邯鄲</u>山谷，採無時。

(1)堊：《集注》分目作惡正文作堊。
(2)陰腫痛，漏下無子：《政和》玉石下卷5作墨書。
(3)漏下無子：《集注》玉石下卷2作墨書。
(4)止：《大觀》玉石下卷5《政和》缺。
(5)利：《新修》《大觀》《政和》作痢。

51　鉛丹　味辛，微寒。主吐逆胃反，驚癇癲疾，除熱，下氣。鍊
　　化還成九光，久服通神明。
　　止小便利，除毒熱臍攣，金瘡溢血。一名鉛華。生於鉛，生
　　蜀郡平澤。
　　　(1)鉛：《新修》玉石下卷5作鉛。
　　　(2)吐：《集注》玉石下卷2作咳。
　　　(3)瘡：《新修》作創。
　　　(4)生蜀郡平澤：《集注》列於別名之前。

52　粉錫　味辛寒。主伏尸毒螫，殺三蟲。一名解錫。
　　無毒。去鱉瘕，療惡瘡，墮胎，止小便利。
　　　(1)去：《集注》玉石下卷2缺。

52-1錫銅鏡鼻　主女子血閉，癥瘕，伏腸絕孕。
　　及伏尸邪氣。生桂陽山谷。
　　　(1)錫銅鏡鼻：《集注》附於粉錫條下，《新修》《大觀》《政和》玉石下卷5新立
　　　條，《政和》銅作朱書。

53　銅弩牙　主婦人產難血閉，月水不通，陰陽隔塞。

54　金牙　味鹹，無毒。主鬼注，毒蟲諸注。生蜀郡。如金色者
　　良。
　　　(1)牙：《集注》目錄作牙正文玉石下卷2同牙。
　　　(2)注：《新修》《大觀》《政和》玉石下卷5作疰《集注》缺前面注字。

55　石灰　味辛溫。主疽瘍，疥瘙熱氣，惡瘡癩疾，死肌，墮眉，
　　殺痔蟲，去黑子息肉。一名惡灰。
　　療髓骨疽。一名希灰。生中山川谷。
　　《唐本注》重引《別錄》曰：《別錄》及今人用療金瘡止血
　　大效，若五月五日採蘩蔞，葛葉，鹿活草，檞葉，芍藥，地
　　黃葉，蒼耳葉，青蒿葉合石灰搗，為療諸瘡生肌大神驗。
　　　(1)殺：《集注》玉石下卷2缺。

(2)療：《集注》缺。

(3)〔注〕：於《別錄》文外《唐本》注重引《別錄》之文。

56　冬灰　味辛，微溫。主黑子，去肬息肉，疽蝕疥瘙。一名藜灰。

生方谷川澤。

57　鍛竈灰　主癥瘕堅積，去邪惡氣。

58　伏龍肝　味辛，微溫。主婦人崩中，吐下血，止欬逆，止血，消癰腫毒氣。

(1)下：《大觀》《政和》玉石下卷5缺。

59　東壁土　主下部蜃瘡，脫肛。

(1)主下部：其下衍「字有」《集注》石玉下卷2增。

(2)蜃：《大觀》《政和》玉石下卷5缺。

60　五色符　味苦，微溫。主欬逆，五藏邪氣，調中，益氣，明目，殺蠱。青符白符赤符黑符黃符，各隨色補其藏。白符一名女木。生巴郡山谷。

(1)五色符：《新修》列為有名無用卷20新退品，《大觀》《政和》列為有名未用之品。

61　赤赭　味苦寒，有毒。主痂瘍，惡敗瘡，除三蟲邪氣。生益州川谷，二月、八月採。

(1)赭：《新修》有名無用卷20新退品作赫，《大觀》有名未用卷30作赫。

名醫別錄　玉石部上中下三品計六十一種 本經正品四十一種
名醫副品二十種

「藥」的正確來源（重輯者按）

　　隨著文字的創造和使用，藥物知識也由口耳相傳而轉變為文字記載。文物考古證實，在數千年前的鐘鼎文中，已有"藥"字出現。《說文解字》將其訓釋為：「藥。治病艸，艸樂聲，以勺切。」。「藥」字是由「艸」和「樂」組合而成的。明確指出了"藥"即治病之物，並以"草"（植物）類居多的客觀事實。治病需要藥草，神農嚐百草治百病，所以「藥」字上面有一個「草」。那底下為何還有一個「樂」呢？難道吃藥是快樂的嗎？原來這個「樂」不是「快樂」的「樂」，而是「音樂」的「樂」。「樂」（ㄩㄝˋ）在甲骨文【ㄓ】是把絲弦繃在木頭上的意思，指的是琴、瑟之類的樂器。到了金文的【樂】，又在絲弦之中加了一個「白」，這個「白」不是指顏色，而是一隻撥動琴弦的工具。

　　那麼「音樂」和「藥」又有什麼關係呢？雖然「音樂治療」在先進國家，早已進入正式的醫療體系，但從漢字來看，我中華民族比世界潮流，還早了幾千年呢！

　　話說上古時期黃帝勤政愛民，被推為天下共主後，卻遭受蚩尤不斷的挑戰，生靈塗炭。蚩尤銅頭鐵腦，戰鬥力強，使得黃帝很苦惱。有一天在睡覺時，天帝的使者來入夢，告訴了他一個秘密，說：「用牛皮製鼓，鼓聲可克制銅頭鐵腦。」黃帝醒來後，就立刻召來工匠，製作八十面大鼓。在兩軍對仗時，擂得鼓聲震天，震得蚩尤連滾帶爬，而士兵則個個昏死在地上。黃帝看得正高興時，回頭一看，哇！我方的士兵也是奄奄一息！幸好樂師在旁，就解下士兵弓箭上的弦，安在中空的木頭上，緩緩撥動著琴弦，奏出如流水般悠遠的樂聲，撫慰了士兵們受傷的神智，使他們逐漸的甦醒過來。

　　黃帝因此悟而到用「音樂治病」的道理，所以中醫講究「五音治五病」，用不同的曲調，來治療不同臟腑的疾病。所以「藥」這個字，不只見證了古代醫藥的先進，也說明中醫用藥不局限於草、木、礦石等物質層面，而像在精神上的音樂陶冶，心性上的昇華等，才是用藥的最高境界。也就是說，當我們時時處在身心安寧，自在祥和時，免疫力就能達到最佳的狀態，身體也就能常保健康了，這也就是中華文化的精髓。而現在的簡體字是把「藥」簡為「药」，是簡省了筆畫，卻也把我中華文化中最精髓的部份簡掉了。

草木部上品八十九種 _{本經正品七十九種}
_{名 醫 副 品 十 種}

62　青芝　味酸平。主明目，補肝氣，安精魂，仁恕。久食輕身不
　　老，延年神仙。一名龍芝。
　　生泰山
　　(1)生泰山：《集注》草木上卷3由岡西補上增生泰山「山谷」。

63　赤芝　味苦平。主胷中結，益心氣，補中，增智慧不忘。久食
　　輕身不老，延年神仙。一名丹芝。
　　生霍山。
　　(1)胷中結：《新修》草上上卷6作胷腹結。
　　(2)慧：《新修》作惠。
　　(3)生霍山：《集注》草木上卷3由岡西補上增生霍山「山谷」。

64　黃芝　味甘平。主心腹五邪，益脾氣，安神，忠信和樂。久食
　　輕身不老，延年神仙。一名金芝。
　　生嵩山。
　　(1)生嵩山：《集注》草木上卷3由岡西補上增生嵩山「山谷」。

65　白芝　味辛平。主欬逆上氣，益肺氣，通利口鼻，強志意勇
　　悍，安魄。久食輕身不老，延年神仙。一名玉芝。
　　生華山。
　　(1)生華山：《集注》草木上卷3由岡西補上增生華山「山谷」。

66　黑芝　味鹹平。主癃，利水道，益腎氣，通九竅，聰察。久食
　　輕身不老，延年神仙。一名玄芝。
　　生常山。
　　(1)癃：《大觀》草上上卷6長編蔬卷3作癃。
　　(2生常山：《集注》草木上卷3由岡西補上增生常山「山谷」。

67　紫芝　味甘溫。主耳聾，利關節，保神，益精氣，堅筋骨，好
　　顏色。久服輕身，不老延年。一名木芝。
　　生高夏山谷。六芝皆無毒。六月、八月採。

68　赤箭　味辛溫。主殺鬼精物，蠱毒，惡氣。久服益氣力，長
　　陰，肥健。輕身增年。一名離母，一名鬼督郵。

消癰腫，下支滿疝，下血。生陳倉川谷，雍州及太山 少室，
三月、四月，八月採根暴乾。

(1)健《集注》草木上卷3作健。
(2)滿疝：《長編》山草卷6增寒。
(3)太：《長編》作泰。

69 伏苓 味甘平。主胷脅逆氣，憂恚，驚邪恐悸，心下結痛，寒
熱煩滿，欬逆，口焦舌乾，利小便。久服安魂魄，養神，不
飢延年。一名伏菟。

無毒。止消渴，好睡，大腹淋瀝，鬲中痰水，水腫淋結，開
胷府，調藏氣，伐腎邪，長陰，益氣力，保神守中。其有抱
根者名伏神。

(1)伏：《新修》《大觀》《政和》木上卷12《長編》木卷19作茯。
(2)胷：《長編》作胸。
(3)魄：《大觀》《長編》缺。
(4)伏菟：《集注》草木上卷3《政和》《長編》作茯菟。
(5)睡：《政和》《長編》作睡，但《新修》《大觀》皆作唾。
(6)鬲：《新修》《大觀》《政和》作膈。
(7)府：《新修》《大觀》《政和》《長編》作腑。
(8)藏：《長編》作臟。
(9)抱：《集注》缺。

69-1伏神 味甘平。主辟不祥，療風眩風虛，五勞七傷，口乾，止
驚悸，多恚怒，善忘，開心益智，安魂魄，養精神。生太山
山谷大松下，二月、八月採陰乾。

(1)伏神：《新修》《大觀》《政和》《長編》作茯神諸書均將伏神附於伏苓。
(2)味甘：《政和》《長編》缺，《新修》僅缺味。
(3)七傷：《大觀》《政和》《長編》缺。
(4)太：《長編》作泰。

70 虎魄 味甘平，無毒。主安五藏，定魂魄，殺精魅，邪鬼，消
瘀血，通五淋。生永昌。

(1)虎魄：《新修》《大觀》《政和》木上卷12《長編》木卷19作琥珀。
(2)藏：《長編》作臟。

71 松脂 味苦溫。主疽惡瘡，頭瘍白禿，疥瘙風氣，安五藏，除
熱。久服輕身，不老延年。一名松膏，一名松肪。

甘，無毒。胃中伏熱，咽乾，消渴及風痺，死肌；鍊之令

白，其赤者主惡痺。生太山山谷，六月採。

松實　味苦溫，無毒。主風痺，寒氣，虛羸，少氣，補不
足，九月採陰乾。

松葉　味苦溫。主風濕痺，瘡氣，生毛髮，安五藏，守中，
不飢延年。

松節　溫。主百節久風，風虛，腳痺疼痛。

松根白皮　主辟穀不飢。

(1)松脂：《長編》木卷19增以松正名。
(2)風：《新修》木上卷12增。
(3)藏：《長編》作臟。
(4)松脂：《長編》於《別錄》文之開頭又重複。
(5)太：《長編》作泰。
(6)羸：《集注》草木上卷3作臝。
(7)風濕痺瘡氣：《大觀》《政和》木上卷12《長編》作風濕瘡。
(8)松葉　安五藏：《集注》缺五《長編》藏作臟。
(9)飢：《長編》作饑。
(10)松根白皮：《集注》缺松。

72　栢實　味甘平。主驚悸，安五藏，益氣，除風濕痺。久服令人
潤澤美色，耳目聰明，不飢不死，輕身延年。

無毒。療恍惚虛損，吸吸歷節，腰中重痛，益血，止汗。生
太山山谷。栢葉尤良。栢葉　味苦，微溫，無毒。止吐血，
衄血，痢血，崩中赤白，輕身益氣，令人耐暑寒，去濕痺，
止飢，四時各依方面採陰乾。栢白皮　主火灼爛瘡，長毛
髮。

(1)栢：《本經》上卷2《孫本》木上卷1《新修》木上卷12《長編》木卷19作
　　柏，《長編》以柏正名。
(2)藏：《長編》作臟。
(3)潤：《新修》作潤。
(4)飢：《長編》作饑。
(5)栢實：《長編》於《別錄》文之開頭又重複。
(6)損：《大觀》《政和》木上卷12作損。
(7)太：《長編》作泰。
(8)止飢：《長編》作生肌。

73　菌桂　味辛溫。主百病，養精神，和顏色，為諸藥先聘通使。
久服輕身不老，面生光華，媚好常如童子。

無毒。生交趾 桂林山谷巖崖間。無骨，正圓如竹。立秋採。

(1)趾:《集注》草木上卷3《政和》木上卷12作趾。

74 牡桂 味辛溫。主上氣欬逆,結氣,喉痺,吐吸,利關節,補中益氣。久服通神,輕身不老。
無毒。心痛,脅風。脅痛,溫筋通脉,止煩,出汗。生南海山谷。
(1)脉:《長編》木卷19作脈。

75 桂 味甘平,大熱,有小毒。主溫中,利肝肺氣,心腹寒熱冷疾,霍亂,轉筋,頭痛,腰痛,出汗,止煩,止唾,欬嗽,鼻齆,能墮胎,堅骨節,通血脉,理疎不足,宜導百藥,無所畏。久服神仙不老。生桂陽,二月、八月、十月採皮陰乾。
(1)脉:《長編》木卷19作脈。
(2)疎:《長編》作疎。

76 天門冬 味苦平。主諸暴風濕偏痺,強骨髓,殺三蟲,去伏尸。久服輕身,益氣延年。一名顛勒。
甘,大寒,無毒。保定肺氣,去寒熱,養肌膚,益氣力,利小便,冷而能補,不飢。生奉高山谷,二月、三月、七月、八月採根暴乾。
(1)飢:《集注》草木上卷3《長編》蔓草卷10作饑。

77 麥門冬 味甘平。主心腹結氣,傷中,傷飽,胃絡脉絕,羸瘦短氣。久服輕身,不老不飢。
為君,微寒,無毒。身重,目黃,心下支滿,虛勞,客熱,口乾,燥渴,止嘔吐,愈痿蹷,強陰益精,消穀調中,保神,定肺氣,安五藏,令人肥健,美顏色,有子。秦名羊韭,齊名愛韭,楚名馬韭,越名羊蓍。一名禹葭,一名禹餘糧。葉如韭,冬夏長生。生函谷川谷及堤坂肥土石間久廢處,二月、三月、八月、十月採陰乾。
(1)傷中:《政和》草上上卷6作腸中。
(2)傷飽:《集注》草木上卷3缺傷空白。
(3)脉:《長編》隰草卷7作脈。
(4)為君:《新修》草上上卷6《長編》均缺。
(5)一名禹葭:《長編》缺。
(6)糧:《集注》作糧。

(7)蠃：《集注》《新修》《政和》作蠃。

78 朮　味苦溫，主風寒濕痺，死肌，痙疸，止汗，除熱，消食。
　　作煎餌。久服輕身，延年不飢。一名山薊。
　　甘，無毒。主大風在身面，風眩頭痛，目淚出，消痰水，逐
　　皮間風，水結腫，除心下急滿及霍亂吐下不止，利腰臍間
　　血，益津液，暖胃消穀，嗜食。一名山薑，一名山連。生鄭
　　山山谷，漢中 南鄭，二月、三月、八月、九月採根暴乾。
　　(1)山谷：《長編》山草卷6作之谷。

79 女萎　味甘平。主中風，暴熱不能動搖，跌筋結肉，諸不足。
　　久服去面黑䵟，好顏色，潤澤，輕身不老。
　　(1)萎蕤：《別錄》及《長編》山草卷6以此為正名。
　　(2)䵟：《長編》作黚。

79-1 萎蕤　無毒。心腹結氣，虛熱，濕毒，腰痛，莖中寒及目痛，
　　皆爛淚出。一名熒，一名地節，一名玉竹，一名馬薰。生太
　　山山谷及丘陵，立春後採陰乾。
　　(1)心腹：《長編》增。
　　(2)太：《長編》作泰。
　　(3)丘：《大觀》草上上卷6作丠《長編》作邱。

80 黃精　味甘平，無毒。主補中益氣，除風濕，安五藏。久服輕
　　身延年，不飢。一名重樓，一名莵竹，一名雞格，一名救
　　窮，一名鹿竹。生山谷，二月採根陰乾。
　　(1)藏：《長編》山草卷6作臟。

81 乾地黃　味甘寒。主折跌，絕筋傷中，逐血痺，填骨髓，長肌
　　肉，作湯，除寒熱積聚，除痺。生者尤良。久服輕身不老。
　　一名地髓。
　　苦，無毒。主男子五勞七傷，女子傷中，胞漏下血，破惡
　　血，溺血，利大小腸，去胃中宿食，飽力斷絕，補五藏，內
　　傷不足，通血脉，益氣力，利耳目。
　　(1)生地黃：諸書均將其附乾地黃條下。
　　(2)傷中：《長編》隰草卷7缺中且以地黃為正名。
　　(3)脉：《長編》作脈。

81-1 生地黃　大寒。主婦人崩中血不止及產後血上薄心悶絕，傷身胎動，下血胎不落，墮墜踠折，瘀血、留血、衄鼻、吐血皆擣飲之。一名芐，一名芑。生咸陽川澤，黃土地者佳。二月、八月採根陰乾。

82　昌蒲　味辛溫。主風寒濕痺，欬逆上氣，開心孔，補五藏，通九竅，明耳目，出音聲。久服輕身，不忘不迷惑，延年，一名昌陽。

無毒。主耳聾，癰瘡，溫腸胃，止小便利，四肢濕痺不得屈伸，小兒溫瘧，身積熱不解，可作浴湯。聰耳明目，益心智，高志不老。生上洛池澤及蜀郡嚴道，一寸九節者良，露根不可用，五月、十二月採根陰乾。

(1)昌蒲：《集注》草木上卷3目錄作昌，正文作菖。《新修》《大觀》草上上卷6《長編》水草卷13亦作菖。

(2)明：《政和》草上上卷6缺。

(3)不老：《集注》缺老增者。

83　遠志　味苦溫。主欬逆傷中，補不足，除邪氣，利九竅，益智慧，耳目聰明，不忘，強志倍力。久服輕身不老。葉名小草，一名棘菀，一名葽繞，一名細草。

為君，無毒。利丈夫，定心氣，止驚悸，益精，去心下膈氣，皮膚中熱，面目黃，好顏色，延年。主益精，補陰氣，止虛損，夢洩。生太山及宛句川谷，四月採根葉陰乾。

(1)慧：《新修》草上上卷6作惠。

(2)為君：《新修》《長編》山草卷6缺。

(3)利丈夫：《長編》增「主」利丈夫。

(4)損：《大觀》草上上卷6《政和》作損。

(5)太：《長編》作泰。

84　澤舄　味甘寒。主風寒濕痺，乳難，消水，養五藏，益氣力，肥健。久服耳目聰明，不飢延年輕身，面生光，能行水上。一名水舄，一名芒芋，一名鵠舄。

鹹，無毒。補虛損五勞，除五藏痞滿，起陰氣，止洩精，消渴，淋瀝，逐膀胱三焦停水。扁鵲云：多服病人眼。一名及瀉。生汝南池澤，五月、六月、八月採根陰乾。

葉　味鹹，無毒。主大風，乳汁不出，產難，強陰氣。久服

輕身。五月採。
實　味甘，無毒。主風痺，消渴，益腎氣，強陰，補不足，
除邪濕。久服面生光，令人無子。九月採。

(1)烏：《孫本》艸上卷1《新修》《大觀》《政和》草上上卷6作瀉。
(2)健：《集注》草木上卷3作健。
(3)飢：《長編》水草卷13作饑。
(4)補：《長編》增「主」補。
(5)損：《大觀》《政和》作搟。
(6)滿：《長編》缺。
(7)焦：《集注》《大觀》《政和》作膲。
(8)六月：《集注》缺。
(9)五月採，實：《長編》標點錯誤作五月採實。

85　署豫　味甘溫。主傷中，補虛羸，除寒熱邪氣，補中，益氣
　　力，長肌肉。久服耳目聰明，輕身，不飢延年。一名山芋。
　　平，無毒。主頭面遊風，頭風眼眩，下氣，止腰痛，補虛勞
　　羸瘦，充五藏，除煩熱，強陰。秦 楚名玉延，鄭 越名土
　　藷。生嵩高山谷，二月、八月採根暴乾。

(1)署豫：《集注》艸木上卷3正文則作薯蕷，《新修》《政和》草上上卷6作署
　　預，《大觀》草上上卷6《長編》蔬卷3作薯蕷。
(2)羸：《集注》《新修》《政和》作羸。

86　菊華　味苦平。主風頭，頭眩腫痛，目欲脫淚，出皮膚死肌，
　　惡風濕痺。久服利血氣，輕身，耐老延年。一名節華。
　　甘，無毒。療腰痛，去來陶陶，除胷中煩熱，安腸胃，利五
　　脈，調四肢。一名日精，一名女節，一名女華，一名女莖，
　　一名更生，一名周盈，一名傅延年，一名陰成。生雍州川澤
　　及田野，正月採根，三月採葉，五月採莖，九月採花，十一
　　月採實，皆陰乾。

(1)菊華：《孫本》艸上卷1菊作蘜，華作花。《集注》艸木上卷3目錄作華，正文
　　作花，《新修》《大觀》《政和》草上上卷6《長編》隰草卷7作花。
(2)風頭：《集注》《政和》《長編》缺頭。
(3)胷：《集注》《長編》作胸。
(4)脈：《大觀》《政和》作脉。
(5)日：《集注》作白。

87　甘草　味甘平。主五藏六府寒熱邪氣，堅筋骨，長肌肉，倍
　　力，金瘡尰，解毒。久服輕身延年。

國老，無毒。溫中，下氣，煩滿，短氣，傷藏，欬嗽，止渴，通經脉，利血氣，解百藥毒，為九土之精，安和七十二種石，一千二百種草。一名蜜甘，一名美草，一名蜜草，一名蕗草。生河西川谷，積沙山及上郡，二月、八月除日，採根暴乾，十日成。

(1)藏：《長編》山草卷6作臟。
(2)府：《大觀》草上上卷6《長編》作腑。
(3)國老：《新修》草上上卷6缺。
(4)溫中：《長編》增「主」溫中。
(5)脉：《新修》《長編》作脈。

88　人參　味甘，微寒。主補五藏，安精神，定魂魄，止驚悸，除邪氣，明目，開心，益智。久服輕身延年。一名人銜，一名鬼蓋。

微溫，無毒。療腸胃中冷，心腹鼓痛，胷脅逆滿，霍亂吐逆，調中，止消渴，通血脉，破堅積，令人不忘。一名神草，一名人微，一名土精，一名血參，如人形者有神。生上黨山谷及遼東，二月、四月、八月上旬採根，竹刀刮暴乾，無令見風。

(1)藏：《長編》山草卷6作臟。
(2)微：《集注》艸木上卷3作徵。
(3)鼓：《大觀》作着。
(4)胷脅：《集注》《長編》作胸脇《大觀》《政和》草上上卷6作胷脇。
(5)脉：《新修》草上上卷6《長編》作脈。
(6)人形：《集注》誤寫作人參。

89　石斛　味甘平。主傷中，除痺，下氣，補五藏虛勞羸瘦，強陰。久服厚腸胃，輕身延年。一名林蘭。

無毒。益精，補內絕不足，平胃氣，長肌肉，逐皮膚邪熱痺氣，腳膝疼，冷痺弱，定志，除驚。一名禁生，一名杜蘭，一名石蓫。生六安山谷水傍石上，七月、八月採莖陰乾。

(1)斛：《本經》上卷2作斜。
(2)膝：《政和》草上上卷6作膝。
(3)羸：《集注》艸木上卷3《新修》《政和》草上上卷6作臝。

90　石龍芮　味苦平。主風寒濕痺，心腹邪氣，利關節，止煩滿。久服輕身，明目，不老。一名魯果能，一名地椹。

無毒。平腎胃氣，補陰氣不足，失精莖冷。令人皮膚光澤，有子。一名石能，一名彭根，一名天豆。生太山川澤石邊，五月五日採子，二月、八月採皮陰乾。

《唐本注》重引《別錄》曰：水董云：主毒腫癰癤瘡，蚘蟲齒䘌。

(1)心腹：《集注》艸木上卷3作心腸。

(2)太：《長編》毒草卷14作泰。

(3)〔注〕：於《別錄》文外《唐本注》重引《別錄》之文，然此段文字為《長編》所略。

91 石龍芻 味苦，微寒。主心腹邪氣，小便不利，淋閉，風濕，鬼疰，惡毒。久服補虛羸，輕身，耳目聰明，延年。一名龍鬚，一名草續斷，一名龍珠。

微溫，無毒。補內虛不足，痞滿，身無潤澤，出汗，除莖中熱痛，殺鬼疰，惡毒氣。一名龍華，一名懸莞，一名草毒，九節多味者良。生梁州山谷濕地，五月、七月採莖暴乾。

《唐本注》重引《別錄》曰：一名方賓。主療蚘蟲及不消食爾。

(1)芻：《集注》艸木上卷3《大觀》《政和》草上下卷7作蒬。

(2)一名龍珠：《新修》草上下卷7《大觀》作墨書。

(3)珠：《新修》《大觀》作朱。

(4)九節多「味」：《長編》隰草卷7作珠。

(5)羸：《集注》《大觀》《政和》作臝。

(6)〔注〕：於《別錄》文外《唐本注》重引《別錄》之文然此段文字為《長編》所略。

92 落石 味苦溫。主風熱，死肌，癰傷，回乾舌焦，癰腫不消，喉舌腫，水漿不下。久服輕身明目，潤澤好顏色，不老延年。一名石鯪。

微寒，無毒。不通，大驚入腹，除邪氣，養腎，主腰髖痛，堅筋骨，利關節，通神。一名石磋，一名略石，一名明石，一名領石，一名懸石。生太山川谷或石山之陰，或高山巖石上，或生人間，正月採。

《唐本注》重引《別錄》曰：謂之石龍藤。主療蝮蛇瘡，絞取汁洗之，服汁亦去蛇毒心悶，刀斧傷瘡，封之立差。

(1)落：《集注》艸木上卷3正文作絡，《孫本》艸上卷1《新修》《大觀》《政和》草上下卷7《長編》蔓草卷10均作絡。

(2)不通：《長編》增「主喘息」不通。

(3)太：《長編》作泰。

(4)人間：《新修》《大觀》作木間，《長編》增作人間「牆屋上」。

(5)〔注〕：於《別錄》文外《唐本注》重引《別錄》之文。

(6)差：《長編》作瘥。

93　千歲藥汁　味甘平，無毒。主補五藏，益氣，續筋骨，長肌肉，去諸痺。久服輕身，不飢耐老，通神明。一名蘽蕪。生太山川谷。

(1)太：《長編》蔓草卷10作泰，並以千歲蘽為正名。

94　王不留行　味苦。主金瘡，止血，逐痛，出刺，除風痺內寒。久服輕身，耐老增壽。

甘平，無毒。止心煩，鼻衂，癰疽，惡瘡，瘻乳，婦人難產。生太山川谷，二月、八月採。

(1)難產：《新修》草上下卷7作產難。

(2)太：《長編》隰草卷9作泰。

95　藍實　味苦寒。主解諸毒，殺蟲蚑，疰鬼，螫毒。久服頭不白，輕身。

無毒。其葉汁殺百藥毒，解狼毒，射罔毒，其莖葉可以染青。生河內平澤。

(1)主：《長編》隰草卷7增，並以藍為正名。

96　景天　味苦平。主大熱，火瘡，身熱煩，邪惡氣。花主女人漏下赤白，輕身明目。一名戒火，一名慎火。

酸，無毒。諸蠱毒，痂疕，寒熱風痺，諸不足。久服通神不老。一名火母，一名救火，一名據火。生太山川谷，四月四日，七月七日採陰乾。

(1)一名慎火：《新修》作墨書。

(2)酸：《新修》《大觀》草上下卷7作朱書。

97　龍膽　味苦寒。主骨間寒熱，驚癇，邪氣，續絕傷，定五藏，殺蠱毒。久服益智不忘，輕身耐老。一名陵游。

澀，大寒，無毒。除胃中伏熱時氣，溫熱，熱洩，下痢，去腸中小蟲，益肝膽氣，止驚惕。生齊朐山谷及宛句，二月、八月、十一月、十二月採根陰乾。

(1)苦寒：《集注》艸木上卷3《長編》山草卷6缺寒。

(2)間：《政和》草上上卷6作閒。

(3)藏：《長編》作臟。

(4)澁：《新修》《大觀》草上上卷6《政和》缺《長編》作朱書。

(5)大寒：《集注》寒作朱書。

(6)腸：《大觀》作膓。

(7)小蟲：《長編》作小蠱。

(8)十一月：《集注》作十二月。

98　牛膝　味苦平。主寒濕痿痺，四肢拘攣，膝痛不可屈伸，逐血氣，傷熱，火爛，墮胎。久服輕身耐老。一名百倍。

為君，酸，無毒。療傷中少氣，男子陰消，老人失溺，補中續絕，填骨髓，除腦中痛及腰脊痛，婦人月水不通，血結，益精，利陰氣、止髮白。生河內川谷及臨朐，二月、八月、十月採根陰乾。

(1)平：《政和》草上上卷6《長編》隰草卷7作墨書。

(2)拘：《集注》艸木上卷3作抅。

(3)為君：《新修》草上上卷6缺。

(4)酸：《集注》缺《長編》作朱書。

99　杜仲　味辛平。主腰脊痛，補中，益精氣，堅筋骨，強志，除陰下痒濕，小便餘瀝。久服輕身耐老。一名思仙。

甘溫，無毒。腳中酸痛，不欲踐地。一名思仲，一名木綿。生上虞山谷及上黨　漢中；二月、五月、六月、九月採皮陰乾。

(1)脊：《長編》木卷19作膝。

(2) 主腳：《長編》增主。

(3)痛：《長編》作疼。

(4)及：《新修》木上卷12作又。

(5)漢中：《新修》增「及」漢中。

(6)陰乾：《大觀》《政和》木上卷12《長編》缺。

100　乾漆　味辛溫，無毒。主絕傷，補中，續筋骨，填髓腦，安五藏，五緩六急，風寒濕痺。

(1)藏：《長編》木卷19作臟。

100-1生漆　去長蟲。久服輕身耐老。

有毒。療欬嗽，消瘀血，痞結，腰痛，女子疝瘕，利小腸，

去蚘蟲。<u>生漢中</u>川谷，夏至後採乾之
(1)生漆諸書皆附於乾漆條下。

101 卷栢 味辛溫。主五藏邪氣，女子陰中寒熱痛，癥瘕，血閉絕
　　 子。久服輕身，和顏色。一名萬歲。
　　 甘平，微寒，無毒。止欬逆，治脫肛，散淋結，頭中風眩，
　　 痿躄，強陰益精，令人好容體。一名豹足，一名求股，一名
　　 交時。<u>生常山</u>山谷石間，五月、七月採陰乾。
　　 (1)栢：《本經》上卷2《孫本》艸上卷1《新修》《政和》草上上卷6《長編》石
　　 　　草卷13作柏。
　　 (2)躄：《長編》作蹶。
　　 (3)體：《長編》作顏。

102 細辛 味辛溫。主欬逆，頭痛，腦動，百節拘攣，風濕痹痛，
　　 死肌。久服明目，利九竅，輕身長年，一名小辛。
　　 無毒。溫中，下氣，破痰，利水道，開胷中，除喉痹，齆
　　 鼻，風癇癲疾，下乳，結汗不出，血不行，安五藏，益肝
　　 膽，通精氣。<u>生華陰</u>山谷，二月、八月採根陰乾。
　　 (1)胷：《集注》艸木上卷3《長編》山草卷6作胸。
　　 (2)開胷中：《長編》增開胸中「滯結」。
　　 (3)藏：《長編》作臟。
　　 (4)陰：《集注》作州。

103 獨活 味苦平。主風寒所擊，金瘡，止痛，賁豚癇痓，女子疝
　　 瘕。久服輕身耐老。一名羌活，一名羌青，一名護羌使者。
　　 甘，微溫，無毒。療諸賊風，百節痛風，無久新者。一名胡
　　 王使者，一名獨搖草，此草得風不搖，無風自動。<u>生雍州</u>川
　　 谷或<u>隴西 南安</u>，二月、八月採根暴乾。
　　 (1)獨活：《集注》艸木上卷3作墨書。
　　 (2)獨：《集注》作猲。
　　 (3)痓：《集注》作痙。
　　 (4)羌：《大觀》草上上卷6作羗。
　　 (5)甘：《集注》及《長編》山草卷6作苦，《長編》並作朱書。
　　 (6)此草：《長編》缺。

104 升麻 味甘，苦平，微寒，無毒。主解百毒，殺百精老物，殃
　　 鬼，辟溫疫，瘴氣，邪氣，蠱毒，入口皆吐出，中惡，腹

痛，時氣毒癘，頭痛，寒熱風腫諸毒，喉痛，口瘡。久服不
夭，輕身長年。一名周麻。生益州山谷，二月、八月採根日
乾。

(1)升麻：《本經》上卷2《孫本》艸上卷1《綱目》草山草下卷13均誤作《本
　　經》正品。

(2)瘟：《集注》《長編》山草卷6作瘟。

105 茈胡　味苦平。主心腹，去腸胃中結氣，飲食積聚，寒熱邪
　　　氣，推陳致新。久服輕身，明目益精。一名地薰。
　　　為君，微寒，無毒。除傷寒，心下煩熱，諸痰熱結實，胃中
　　　邪逆，五藏間遊氣，大腸停積，水脹及濕痺拘攣，亦可作浴
　　　湯。一名山菜，一名茹草葉，一名芸蒿，辛香可食。生洪農
　　　川谷及宛句，二月、八月採根暴乾。

(1)胃：《集注》艸木上卷3《長編》山草卷6作胸。

(2)藏：《長編》作臟。

(3)間：《政和》草上上卷6作閒。

(4)草：《集注》作艸。

(5)洪：《新修》《大觀》草上上卷6作弘，《長編》作宏。

106 房葵　味辛寒。主疝瘕，腸洩，膀胱熱，結溺不下，欬逆，溫
　　　瘧，癲癇，驚邪狂走。久服堅骨髓，益氣輕身。一名梨蓋。
　　　甘苦，無毒。療五藏虛氣，小腹支滿，臚脹，口乾，除腎
　　　邪，強志。中火者不可服，令人恍惚見鬼。一名房慈，一名
　　　爵離，一名農果，一名利茹，一名方蓋。生臨淄川谷及嵩高
　　　太山少室，三月三日採根暴乾。

(1)房：《孫本》艸上卷1作防，《集注》艸木上卷3目錄作房，正文作防，《新
　　修》《大觀》《政和》草上上卷6《長編》山草卷6亦作防。

(2)藏：《長編》作臟。

(3)太山：《長編》作泰山，《集注》缺山。

107 著實　味苦平。主益氣，充肌膚，明目，聰慧先知。久服不
　　　飢，不老輕身。
　　　酸，無毒。一名柠實，一名穀實，一名褚實。生少室山谷，
　　　八月、九月採實日乾。

(1)著：《孫本》艸上卷1作蓍，《集注》艸木上卷3目錄作著正文作蓍，《新修》
　　《大觀》《政和》草上上卷6《長編》隰草卷7亦作蓍。

(2)一名柠實，一名穀實，一名褚實：《集注》列於採取之後，《新修》《大觀》
　　《政和》《長編》缺。

108 酸棗　味酸平。主心腹寒熱，邪結氣聚，四肢酸疼濕痺。久服安五藏，輕身延年。

無毒。煩心不得眠，臍上下痛，血轉久洩，虛汗，煩渴，補中，益肝氣，堅筋骨，助陰氣，令人肥健。生河東川澤，八月採實陰乾，四十日成。

(1)聚：《集注》艸木上卷3缺。
(2)疼：《長編》木卷19缺。
(3)五：《集注》缺。
(4)藏：《長編》作臟。
(5)煩心：《長編》增「主」煩心。
(6)虛汗煩渴：《集注》作汗渴。
(7)堅筋骨：《集注》增作堅筋「大」骨。
(8)健：《集注》作健。
(9)四十：《集注》作卌。

109 槐實　味苦寒。主五內邪氣熱，止涎唾，補絕傷，五痔，火瘡，婦人乳瘕，子藏急痛。

酸鹹，無毒。以七月七日取之，擣取汁，銅器盛之，日煎令可作丸，大如鼠矢，內竅中，三易乃愈，又墮胎。久服明目益氣，頭不白，延年。

枝　主洗瘡及陰囊下濕痒。

皮　主爛瘡。

根　主喉痺寒熱。生河南平澤，可作神燭。

《唐本注》重引《別錄》曰：八月斷槐大枝，使生嫩蘖，煮汁釀酒，療大風，痿痺甚效。槐耳　味苦辛，平，無毒。主五痔，心痛，婦人陰中瘡痛。槐樹菌也。當取堅如桑耳者，枝炮熨止蠍毒。

(1)藏：《長編》木卷19作臟。
(2)槐實：《長編》於《別錄》文前又重複。
(3)治五痔，瘡漏：《長編》增於「無毒」後。
(4)矢：《政和》木上卷12《長編》作屎。
(5)三易乃愈：《集注》作三着愈，《長編》作日三易乃愈。
(6)痒：《新修》木上卷12作癢。
(7)燭：《集注》艸木上卷3作焫。
(8)〔注〕：於《別錄》文外《唐本注》重引《別錄》之文。
(9)痒：《長編》作瘡。
(10)蠍：《長編》作蝎。

110 楮實　味甘寒，無毒。主陰痿，水腫，益氣，充肌膚，明目。
久服不飢，不老輕身。生少室山，一名穀實，所在有之，八
月，九月採實，日乾，四十日成。
葉，味甘，無毒。主小兒身熱，食不生肌，可作浴湯，又主
惡瘡，生肉。
樹皮　主逐水，利小便。
莖　主癮疹癢，單煮洗浴。
其皮間白汁　療癬。
(1)楮實：《集注》艸木上卷3目錄有，而正文闕，詳補闕文，《長編》木卷18以
　　楮為正名。
(2)癮疹癢：《大觀》《政和》木上卷12《長編》作廦瘑痒。
(3)煮：《大觀》《政和》作煑。
(4)其皮：《大觀》《政和》《長編》缺其。

111 枸杞　味苦寒。主五內邪氣，熱中，消渴，周痹。久服堅筋
骨，輕身不老。一名杞根，一名地骨，一名枸忌，一名地
輔。
根大寒，子微寒，無毒。風濕，下胷脅氣，客熱，頭痛，補
內傷，大勞噓吸，堅筋骨，強陰，利大小腸。耐寒暑。一名
羊乳，一名却暑，一名仙人杖，一名西王母杖。生常山平澤
及諸丘陵阪岸上。冬採根，春夏採葉，秋採莖實陰乾。
(1)風濕：《長編》木卷19增「主」風濕。
(2)胷：《長編》作胸。
(3)却暑：《長編》作却老。
(4)丘：《大觀》木上卷12作丘，《長編》作邱。
(5)上：《長編》缺。
(6)莖：《集注》艸木上卷3缺。

112 蘇合香　味甘溫，無毒。主辟惡，殺鬼精物，溫瘧，蠱毒，癎
痙，去三蟲，除邪，令人不夢忤魘脒，通神明。久服輕身長
年。生中臺川谷。
(1)蘇合香：《集注》艸木上卷3內目錄作蘇合，且作朱書內文墨書。
(2)癎：《長編》木卷18作癇。
(3)令人：《集注》缺。
(4)不：《大觀》《政和》木上卷12《長編》作無。
(5)忤：《新修》《大觀》《政和》木上卷12缺。
(6)脒：《新修》作脒《大觀》《政和》《長編》缺。
(7)通神明。久服輕身長年：《大觀》《政和》《長編》作久服通神明輕身長年。

(8)臺：《集注》作薹。

113 橘柚　味辛溫。主胸中瘕熱逆氣，利水穀。久服去臭，下氣，通神明。一名橘皮。

無毒。下氣止嘔欬，除膀胱留熱，下停水，五淋，利小便，主脾不能消穀，氣衝胸中吐逆，霍亂，止洩，去寸白。輕身長年。生南山川谷及生江南，十月採。

(1)胸：《長編》果卷15作胸。
(2)明：《集注》艸木上卷3《大觀》《政和》果上卷23《長編》缺。
(3)下：《大觀》《政和》《長編》缺。
(4)及生：《集注》《大觀》《政和》缺及《長編》缺生。
(5)橘柚：《長編》以橘及柚兩條正名，橘柚附橘條中。

114 奄閭子　味苦，微寒。主五藏瘀血，腹中水氣，臚脹留熱，風寒濕痺，身體諸痛。久服輕身，延年不老。

微溫，無毒。療心下堅，膈中寒熱，周痺，婦人月水不通，消食，明目。驅驢食之神仙。生雍州川谷，亦生上黨及道邊，十月採實陰乾。

(1)奄閭子：《孫本》艸上卷1缺子，《集注》艸木上卷3《新修》《大觀》《政和》草上上卷6《長編》隰草卷7均作菴藺子。
(2)諸：《長編》作俱。
(3)驅：《集注》《大觀》《政和》《長編》作駈。

115 薏苡子　味甘，微寒。主筋急拘攣，不可屈伸，風濕痺，下氣。久服輕身益氣。其根　下三蟲。一名解蠡。

無毒。除筋骨邪氣不仁，利腸胃，消水腫，令人能食。一名屋菼，一名起食，一名贛。生真定平澤及田野，八月採實，採根無時。

(1)子：《孫本》艸上卷1《新修》《大觀》草上上卷6作仁，《《政和》》草上上卷6作人，《長編》穀類卷2作仁，《綱目》缺仁。
(2)風濕痺：《長編》增「久」風濕痺。
(3)蟲：《長編》作蠱。
(4)起：《長編》作芑。
(5)贛：《《政和》》《長編》作贑。

116 車前子　味甘寒。主氣癃，止痛，利水道小便，除濕痺。久服輕身，耐老。一名當道。

鹹，無毒。男子傷中，女子淋瀝，不欲食，養肺，強陰，益

精，令人有子，明目，療赤痛。

葉及根　味甘寒。主金瘡，止血衄，鼻瘀血，血瘕，下血，小便赤，止煩，下氣，除小蟲。一名苿莒，一名蝦蟇衣，一名牛遺，一名勝舄。生真定平澤丘陵阪道中，五月五日採陰乾。

(1)瘕：《集注》艸木上卷3《大觀》《政和》草上上卷6《長編》隰草卷7作癃。

(2)無毒：《長編》作朱書。

(3)丘：《大觀》作丘，《長編》作邱。

117 蛇牀子　味苦平。主婦人陰中腫痛，男子陰痿，濕癢，除痹氣，利關節。癲癇惡瘡。久服輕身。一名蛇粟，一名蛇米。辛甘，無毒。溫中下氣，令婦人子藏熱，男子陰強，好顏色，令人有子。一名虺牀，一名思益，一名繩毒，一名棗棘，一名牆蘼。生臨淄川谷及田野，五月採實陰乾。

(1)牀：《新修》《政和》草上下卷7作床。

(2)癇：《政和》及《長編》芳草卷11作癎。

(3)一名蛇粟：《政和》《長編》作墨書。

(4)辛甘：《大觀》草上下卷7作朱書。

(5)牆：《集注》艸木上卷3作墻。

118 茵陳蒿　味苦平。主風濕寒熱邪氣，熱結，黃疸。久服輕身，益氣耐老。微寒，無毒。通身發黃，小便不利，除頭熱，去伏瘕。面白悅長季，白兔食之仙。生太山及丘陵坂岸上，五月及立秋採陰乾。

(1)茵陳：《孫本》艸上卷1茵作因，《集注》艸木上卷3目錄作茵陳，正文作茵蔯，《新修》《大觀》《政和》草上下卷7作茵蔯。

(2)瘕：《集注》作痕。

(3)季：《新修》《大觀》《政和》《長編》隰草卷7均作年。

(4)太：《長編》作泰。

(5)丘：《大觀》作丘，《長編》作邱。

119 漏蘆　味苦，鹹寒。主皮膚熱，惡瘡疽痔，濕痹，下乳汁。久服輕身益氣，耳目聰明，不老延年。一名野蘭。大寒，無毒。止遺溺，熱氣瘡癢，如麻豆，可作浴湯。生喬山山谷，八月採根陰乾。

(1)鹹：《新修》《大觀》草上下卷7作墨書。

120 兔絲子　味辛平。主續絕傷，補不足，益氣力，肥健。汁去面
　　。久服明目，輕身延年。一名菟蘆。
　　　甘，無毒。養肌，強陰，堅筋骨，主莖中寒，精自出，溺有
　　餘瀝，口苦燥渴，寒血為積。一名菟縷，一名唐蒙，一名玉
　　女，一名赤網，一名菟纍。生朝鮮川澤田野。蔓延草木之
　　上，色黃而細為赤網；色淺而大為菟纍，九月採實暴乾。
　　　(1)兔《集注》艸木上卷3《新修》《大觀》《政和》草上上卷6《長編》蔓草卷
　　　　10作菟。
　　　(2)健：《集注》作健。
　　　(3)養肌：《長編》增「主」養肌。
　　　(4)主莖中寒：《新修》作生莖中寒。
　　　(5)唐：《新修》《大觀》《政和》作蓎。
　　　(6)網：《長編》作綱。
　　　(7)纍：《長編》作藟。

121 白莫　味甘寒。主寒熱八疸消渴，補中益氣，久服輕身延年。
　　一名穀菜。
　　　無毒。一名白草。生益州山谷，春採葉，夏採莖，秋採花，
　　冬採根。
　　　(1)莫：《孫本》艸上卷1《新修》《大觀》《政和》草上上卷6《長編》蔓草卷
　　　　10作英。
　　　(2)疸：《政和》作疽。

122 白蒿　味甘平。主五藏邪氣，風寒濕痺，補中益氣，長毛髮令
　　黑，療心懸，少食常飢。久服輕身，耳目聰明，不老。
　　　無毒。生中山川澤，二月採。
　　　(1)生中山川澤，二月採：《政和》草上上卷6作雙行細字為墨書。

123 肉縱容　味甘，微溫。主五勞七傷，補中，除莖中寒，熱痛，
　　養五藏，強陰，益精氣，多子，婦人癥瘕。久服輕身。
　　　酸鹹，無毒。除膀胱邪氣，腰痛，止痢。生河西山谷及代郡
　　雁門，五月五日採陰乾。
　　　(1)縱容：《集注》艸木上卷3目錄作蓉，正文作蓉。《孫本》艸上縱作松，《新
　　　　修》《大觀》《政和》草上下卷7《長編》山草卷6均作蓯蓉。
　　　(2)藏：《長編》作臟。
　　　(3)雁：《大觀》《政和》作鴈。

124 地膚子　味苦寒。主膀胱熱，利小便，補中，益精氣。久服耳

目聰明，輕身耐老。一名地葵。

無毒。去皮膚中熱氣，散惡瘡疝瘕，強陰。使人潤澤。一名
地麥。生荊州平澤及田野，八月、十月採實陰乾。

《唐本注》重引《別錄》曰：擣絞取汁。主赤白痢，洗目，
去熱暗雀盲澀痛。苗灰　主痢亦善。北人亦名涎衣草。

◎《唐本注》草上下卷7所引《別錄》文與原《別錄》文互異，補逃其內容於原文
之後。《長編》隰草卷7無《唐本注》《別錄》文。

125 忍冬　味甘溫，無毒。主寒熱，身腫。久服輕身，長年益壽。
十二月採陰乾。

126 蘮蕠子　味辛，微溫。主明目，目痛淚出，除痹，補五藏，益
精光。久服輕身不老，一名蔑蘮，一名大蓃，一名馬辛。
無毒。療心腹腰痛。一名大薺。生咸陽川澤及道傍，四月、
五月採暴乾。

(1)川：《長編》蔬類卷3作山。

127 茺蔚子　味辛，微溫。主明目，益精，除水氣。久服輕身。莖
主癮疹癢，可作浴湯。一名益母，一名益明，一名大札。
甘，微寒，無毒。療血逆，大熱頭痛，心煩。一名貞蔚。生
海濱池澤，五月採。

(1)茺：《孫本》艸上卷1作充。
(2)癮疹：《集注》艸木上卷3作癮㾦《大觀》《政和》草上上卷6《長編》隰草卷
7作癮㾦。
(3)一名益母：《長編》缺。

128 木香　味辛溫。主邪氣，辟毒，疫溫鬼，強志，主淋露。久服
不夢寤魘寐。
無毒。療氣劣，肌中偏寒，主氣不足，消毒，殺鬼精物，溫
瘧，蠱毒，行藥之精。輕身致神仙。一名蜜香。生永昌山
谷。

(1)溫：《新修》《大觀》《政和》草上上卷6《長編》芳草卷11作墨書。
(2)療：《長編》增「主」療。
(3)行：《長編》作引。
(4)木香：《長編》以青木正名。

129 蒺藜子　味苦溫。主惡血，破癥結積聚，喉痹，乳難。久服長

肌肉，明目，輕身，一名旁通，一名屈人，一名止行，一名
犲羽，一名升推。

辛，微寒，無毒。身體風痒，頭痛，欬逆，傷肺，肺痿，止
煩，下氣，小兒頭瘡，癰腫，陰癀，可作摩粉。其葉　主風
癢，可煮以浴。一名即棃，一名茨。<u>生馮翊</u>平澤或道傍，七
月、八月採實暴乾。

(1)棃：《孫本》艸上卷1作藜，《本經》上卷2《長編》隰草卷7作棃目錄作藜。
(2)犲：《長編》作休。
(3)痒：《新修》草上下卷7作癢。
(4)煮：《大觀》《政和》草上下卷7作煑。
(5)即棃：《長編》作蒺藜。

130 天名精　味甘寒。主瘀血，血瘕欲死，下血，止血，利小便，
除小蟲，去痺，除胷中結熱，止煩渴。久服輕身耐老。一名
麥句薑，一名蝦蟇藍，一名豕首。

無毒。逐水，大吐下。一名天門精，一名玉門精，一名彘
顱，一名蟾蜍蘭，一名觀。生平原川澤，五月採。

《唐本注》重引《別錄》曰：一名天蔓菁，南人名為地菘，
味甘辛，故有薑稱；狀如藍，故名蝦蟇藍；香氣似蘭，故名
蟾蜍蘭。主破血，生肌，止渴，利小便，殺三蟲，除諸毒
腫，丁瘡，瘻痔，金瘡內射，身痒癮軫不止者，揩之立已，
其豨薟苦而臭，名精乃辛而香，全不相類也。

(1)除小蟲，去痺，除胷中結熱，止煩渴：《長編》隰草卷7作墨書，胷作胸。
(2)渴：《政和》草上下卷7作墨書。
(3)〔注〕：於《別錄》文外《唐本注》重引《別錄》之文。

131 蒲黃　味甘平。主心腹膀胱寒熱，利小便，止血，消瘀血。久
服輕身，益氣力，延年神仙。

無毒。<u>生河東池澤</u>，四月採。

132 香蒲　味甘平，主五藏心下邪氣，口中爛臭，堅齒，明目聰
耳。久服輕身耐老。一名睢蒲。

無毒。一名醮。<u>生南海池澤</u>。

(1)口中爛臭：《集注》艸木上卷3缺。
(2)睢蒲：《新修》《大觀》《政和》草上下卷7《長編》水草卷13缺蒲。
(3)一名睢：《長編》作朱書亦作墨書。
(4)一名醮：《集注》缺。

36

(5)南海：《集注》缺。

(6)池：《新修》作地。

133 蘭草　味辛平。主利水道，殺蟲毒，辟不祥。久服益氣，輕身不老，通神明。一名水香。

無毒。除胷中痰癖。生大吳池澤，四月、五月採。

(1)明：《集注》艸木上卷3缺。

134 雲實　味辛溫。主洩痢腸澼，殺蟲蠱毒，去邪惡結氣，止痛，除寒熱。

花　主見鬼精物，多食令人狂走。久服輕身，通神明。

苦，無毒。消渴，殺精物，下水，燒之致鬼。益壽。一名貟實，一名雲英，一名天豆。生河間川谷，十月採暴乾。

(1)結：《集注》艸木上卷3缺。

(2)貟：《長編》毒草卷14作員。

135 徐長卿　味辛溫。主鬼物百精蠱毒，疫疾，邪惡氣，溫瘧。久服強悍輕身。一名鬼督郵。

無毒。益氣延年。生太山山谷及隴西，三月採。

(1)太：《長編》山草卷6作泰

136 茜根　味苦寒。主寒濕風痺，黃疸，補中。

無毒。止血，內崩下血，膀胱不足，踒跌，蠱毒。久服，益精氣，輕身。可以染絳。一名地血，一名茹藘，一名茅蒐，一名蒨。生喬山川谷，二月、三月採根暴乾。

(1)藘：《新修》草上下卷7作蘆。

137 營實　味酸溫。主癰疽，惡瘡，結肉，跌筋，敗瘡熱氣，陰蝕不瘳，利關節。一名墻薇，一名墻麻，一名牛棘。

微寒，無毒。久服輕身益氣。

根　止洩痢腹痛，五藏客熱，除邪逆氣，疽癩諸惡瘡，金瘡，傷撻，生肉復肌。一名牛勒，一名薔蘼，一名山棘。生零陵川谷及蜀郡，八月、九月採陰乾。

(1)墻：《新修》《大觀》《政和》草上下卷7《長編》蔓草卷10作牆。

(2)藏：《集注》艸木上卷3作臟。

138 旋華　味甘溫。主益氣，去面皯黑色，媚好。其根味辛，主腹

中寒熱邪氣，利小便。久服不飢，輕身。一名筋根花，一名金沸。

無毒。一名美草。生豫州平澤，五月採陰乾。

《唐本注》重引《別錄》曰：根主續筋也。

《圖經》復引《別錄》曰：根主續筋，故南人皆呼為續筋根。苗作叢蔓，葉似山芋而狹長，花白，夏秋生遍田野。根無毛節，蒸煮堪噉，甚甘美。五月採花，陰乾。二月、八月採根，日乾。花今不見用者。下品有旋復花，與此殊別，人疑其相近，殊無謂也。

(1)華：《集注》艸木上卷3目錄作華，正文作花。《新修》《大觀》《政和》草上下卷7《長編》蔓草卷10作花。

(2)〔注〕：於《別錄》文外《唐本注》與《圖經》重引《別錄》之文。

(3)芋：《長編》蔓草卷10作薯。

(4)生：《大觀》草上下卷7作閒。

(5)煮：《大觀》《長編》作煑。

(6)徐兖切花：《政和》有誤，應是「音徐兖反」。

139 白兔藿　味苦平。主蛇虺，蜂蠆，猘狗，菜肉，蠱毒，鬼疰。一名白葛。

無毒。風疰諸大毒，不可入口者，皆消除之，又去血，可末着痛上立消，毒入腹者，煮飲之即解。生交州山谷。

(1)着：《大觀》草上下卷7作著。

(2)消：《長編》蔓草卷10作清。

(3)煮：《大觀》《長編》作煑。

140 青蘘　味甘寒。主五藏邪氣，風寒濕痹，益氣，補腦髓，堅筋骨。久服耳目聰明，不飢，不老，增壽。巨勝苗也。

無毒。生中原川谷。

141 蔓荊實　味苦，微寒。主筋骨間寒熱，濕痹，拘攣，明目，堅齒，利九竅，去白蟲。久服輕身耐老。小荊實亦等。

辛平，溫，無毒。長蟲。主風，頭痛，腦鳴，目淚出，益氣，令人光澤脂緻。

(1)去：《長編》木卷19增。

(2)光澤脂緻：《新修》木上卷12作潤澤顏色長鬚髮。

(3)生益州：《新修》增。

(4)《長編》以蔓荊為正名。

142 牡荊實　味苦溫，無毒。主除骨間寒熱，通利胃氣，止欬逆下
　　氣。生河間南陽宛句山谷，或平壽都鄉高隄岸上及田野中，
　　八月、九月採實陰乾。
　　　《唐本注》重引《別錄》曰：荊葉　味苦平，無毒。主久
　　痢，霍亂，轉筋，血淋，下部瘡濕，薄腳，主腳氣腫滿。
　　其根　味甘，苦平，無毒。水煮服，主心風，頭風，肢體諸
　　風，解肌發汗。
　　(1)寒：《集注》艸木上卷3缺。
　　(2)隄：《新修》《大觀》《政和》木上卷12《長編》木卷19亦缺。
　　(3)及：《集注》缺。
　　(4)〔注〕：於《別錄》文外《唐本注》重引《別錄》之文。
　　(5)煮：《大觀》作煑。
　　(6)頭風：《新修》缺風。
　　(7)《長編》以牡荊正名。

143 秦椒　味辛溫。主風邪氣，溫中除寒痺，堅齒，長髮，明目。
　　　久服輕身，好顏色，能老，增年，通神。
　　　生溫，熟寒，有毒。療喉痺，吐逆，疝瘕，去老血，產後餘
　　疾，腹痛，出汗，利五藏。生太山川谷及秦嶺上，或琅邪，
　　八月、九月採實。
　　(1)椒：《孫本》木中作茮。
　　(2)長：《大觀》《政和》木中卷13《長編》缺。
　　(3)能：《新修》《政和》木中卷13《長編》木卷20作耐。
　　(4)出：《新修》作去。
　　(5)藏：《長編》作臟。
　　(6)太：《長編》作泰。
　　(7)琅邪：《集注》艸木上卷3作琅瑘，《長編》作瑯瑘。

144 女貞實　味苦平。主補中，安五藏，養精神，除百疾。久服肥
　　健，輕身不老。
　　　甘，無毒。生武陵川谷，立冬採。
　　(1)女貞實：《集注》艸木上卷3目錄缺實，《長編》木卷19以女貞為正名。
　　(2)五：《集注》缺。
　　(3)藏：《長編》作臟。
　　(4)健：《集注》作徤。

145 桑上寄生　味苦平。主腰痛，小兒背強，癰腫，安胎，充肌
　　膚，堅髮齒，長鬚眉。其實　明目，輕身通神。一名寄屑，

一名寓木，一名宛童。

甘，無毒，主金瘡，去痺，女中崩中，內傷不足，產後餘疾，下乳汁。一名蔦。生弘農川谷桑樹上，三月三日採莖葉陰乾。

(1)一名宛童：《新修》《大觀》木上卷12《長編》木卷19作墨書。

(2)弘：《大觀》作洪《長編》作宏。

146 蕤核 味甘溫。主心腹邪結氣，明目，目赤，痛傷，淚出。久服輕身，益氣不飢。

微寒，無毒。目腫皆爛，齆鼻，破心下結痰痞氣。生涵谷川谷及巴西。七月採實。

(1)目赤痛傷：《集注》艸木上卷3作目痛赤傷。

(2)飢：《長編》木卷19作饑。

(3)七月採實：《大觀》《政和》木上卷12《長編》缺。

147 沈香、薰陸香、雞舌香、藿香、詹糖香、楓香 並微溫。悉療風水毒腫，去惡氣。

薰陸、詹糖 去伏尸。

雞舌、藿香 療霍亂，心痛。

楓香 療風隱軫痒毒。

(1)沈香《集注》艸木上卷3目錄無，而正文存重見於艸中卷4。《新修》木上卷12均將薰陸香、雞舌香、藿香、詹糖香、楓香等附於沈香之後。《大觀》《政和》木上卷12均各自分條且無並悉兩字，《長編》芳草卷12記藿香，《長編》木卷18記詹糖香、薰陸香、沈香，缺雞舌香、楓香，餘各自分條。

(2)並：《集注》作竝。

(3)藿香：療《長編》作上。

(4)隱軫：《新修》作癮疹。

148 辛夷 味辛溫。主五藏，身體寒熱，風頭腦痛，面皯。久服下氣，輕身明目，增年能老。一名辛矧，一名侯桃，一名房木。

無毒。溫中，解肌，利九竅，通鼻塞，涕出，治面腫，引齒痛，眩冒，身兀兀如在車船之上者，生鬚髮，去白蟲。可作膏藥，用之去中心及外毛，毛射人肺，令人欬。生漢中川谷，九月採實暴乾。

(1)辛：《長編》木卷19缺。

(2)藏：《長編》作臟。

(3)熱：《集注》艸木上卷3作風《長編》則缺。

(4)風頭：《長編》作頭風。

(5)能：《新修》《大觀》《政和》木上卷12《長編》均作耐。

(6)矧：《長編》作雉。

(7)中：《政和》《長編》缺。

(8)兀兀：《集注》作洋洋。

(9)舩：《新修》《政和》作船。

149 木蘭　味苦寒。主身有大熱在皮膚中，去面熱，赤炮，酒皶，惡風，癲疾，陰下痒濕，明耳目。一名林蘭。

無毒。療中風，傷寒及癰疽，水腫，去臭氣。一名杜蘭。皮似桂而香。生零陵山谷及太山，十二月採皮陰乾。

(1)有：《長編》木卷19缺。

(2)癲：《集注》艸木上卷3作癩。

(3)痒：《新修》木上卷12作癢。

(4)太：《長編》作泰。

150 榆皮　味甘平。主大小便不通，利水道，除邪氣。久服輕身不飢。其實尤良。一名零榆。

無毒。腸胃邪熱氣，消腫，性滑利。療小兒頭瘡痂疕。

華　主小兒癎，小便不利，傷熱。

生潁川山谷，二月採皮，取白暴乾，八月採實，並勿令中濕，濕則傷人。

(1)疕：《集注》艸木上卷3缺。

(2)華：《新修》《大觀》《政和》木上卷12《長編》木卷19作花。

名醫別錄卷之一　玉石部草木部上品一百五十種（終）

名醫別錄卷之二　草木部中下品二百十四種

草木部中品八十七種　本經正品六十八種　名醫副品十九種新附品一種

当歸　防風　秦芃　黃耆　吳茱萸　黃芩
黃連　五味子　決明子　勺藥　桔梗　乾薑
芎藭　蘪蕪　藁本　麻黃　葛根　前胡
知母　大青　貝母　栝樓　丹參　龍眼
厚朴　豬苓　竹葉　枳實　玄參　沙參
苦參　續斷　山茱萸　桑根白皮　松蘿
白棘　棘刺花　狗脊　萆解　菝葜　通草
石韋　瞿麥　敗醬　秦皮　白芷　杜蘅
杜若　蘗木　枝子　檳榔　合歡　衛矛
紫葳　無夷　紫草　紫菀　白鮮　白薇
薇銜　枲耳實　茅根　百合　酸漿　蠡實
王孫　爵牀　白前　百部根　王瓜　薺苨
高良薑　馬先蒿　蜀羊泉　積雪草　惡實
莎草根　大小薊根　垣衣　艾葉　水萍　海藻
昆布　葒草　陟釐　井中苔及萍　假蘇　△龍腦香

草木部下品一百二十七種　本經正品八十二種　名醫副品四十五種

大黃將軍　蜀椒　莽草　郁核　鼠李　巴豆
甘遂　亭歷　大戟　澤漆　芫華　蕘華
旋復華　鈎吻　狼毒　鬼白　蘆根　甘蔗根
萹蓄　商陸　女青　白附子　天雄　烏頭
附子　側子　羊躑躅　茵芋　射干　鳶尾
皂莢　楝實　柳華　桐葉　梓白皮　紫真檀
薰草　恒山　蜀漆　青葙子　半夏　由跋
款冬　牡丹　防巳　巴戟天　石南　女菀
地榆　五加　澤蘭　黃環　紫參　藋菌
連翹　白頭公　貫眾　牙子　藜蘆　赭魁
及巳　閭茹　苦芺　羊桃　羊蹄　鹿藿

43

牛扁　陸英　白斂　白及　占斯　蛇全
草蒿　雷丸　溲疏　藥實根　飛廉　淫羊霍
舉樹皮　釣藤　虎掌　莨蓎子　欒華　杉材
楠材　榿實　蔓椒　鈎樟根皮　蕈草　藎草
夏枯草　戈共　烏韭　蚤休　虎杖根　石長生
鼠尾草　馬鞭草　馬勃　雞腸草　蛇苺汁
苧根　菰根　狼跋子　萹蓄　弓弩弦　舂杵頭細糠
敗蒲席　敗舩茹　敗鼓皮　敗天公　半天河　地漿
屋遊　牽牛子　姑活　別羈　牡蒿　石下長卿
翹舌　練石草　蘘草　翹根　鼠姑　屈草　淮木
嬰桃

草木部中品八十七種 本經正品六十八種
名醫副品十九種新附品一種

151 當歸　味甘溫。主欬逆上氣，溫瘧，寒熱，洗洗在皮膚中，婦
　　人漏下絕子，諸惡瘡瘍，金瘡，煮飲之。一名乾歸。
　　　　辛，大溫，無毒。溫中，止痛，除客血內塞，中風痙汗不出
　　，濕痺，中惡，客氣虛冷，補五藏，生肌肉。生隴西川谷，
　　二月、八月採根陰乾。
　　(1)洗洗：《大觀》草中上卷8作洗。
　　(2)煮：《大觀》作煑。

152 防風　味甘溫。主大風，頭眩痛，惡風風邪，目盲無所見，風
　　行周身，骨節疼痺，煩滿。久服輕身。一名銅芸。
　　　　辛，無毒。脅痛，脅風頭面去來，四肢攣急，字乳金瘡內痙
　　。葉　主中風，熱汗出。一名茴草，一名百枝，一名屏風，
　　一名繭根，一名百蜚。生沙苑 川澤及邯鄲，琅邪 上蔡，二
　　月、十月採根暴乾。
　　　　《唐本注》重引《別錄》曰：叉頭者，令人發狂。叉尾者，
　　發痼疾。子似胡荽而大，調食用之香，而療風更優也。沙苑
　　在同州南，亦出防風，輕虛不如東道者。
　　(1)甘：《集注》艸木上卷4作墨書。
　　(2)主：《長編》山草卷6增。
　　(3)繭：《大觀》草上下卷7作蘭。
　　(4)琅：《長編》作瑯。

(5)〔注〕於《別錄》文外《唐本注》重引《別錄》之文然此段文字為《長編》所略

153 秦艽　味苦平。主寒熱邪氣，寒濕風痺，肢節痛，下水，利小便。

辛，微溫，無毒。療風，無問久新，通身攣急。生飛烏山谷，二月、八月採根暴乾。

(1)艽：《本經》中卷3作茮。

(2)暴：《大觀》草中卷8作曝。

154 黃耆　味甘，微溫。主癰疽，久敗瘡，排膿，止痛，大風癩疾，五痔，鼠瘻，補虛，小兒百病。一名戴糝。

無毒。婦人子藏風邪氣，逐五藏間惡血，補丈夫虛損，五勞羸瘦，止渴，腹痛洩痢，益氣，利陰氣，生白水者冷補。其莖葉療渴及筋攣，癰腫，疽瘡。一名戴椹，一名獨椹，一名芰草，一名蜀脂，一名百本。生蜀郡山谷，白水，漢中，二月、十月採陰乾。

(1)藏：《長編》山草卷6作臟。

(2)丈：《集注》草木中卷4作大。

(3)損：《政和》草上下卷7作損。

(4)羸：《大觀》《政和》草上下卷7作羸。

(5)生：《新修》草上下卷7缺。

155 吳茱萸　味辛溫。主溫中下氣，止痛，欬逆，寒熱，除濕，血痺，逐風邪，開腠理。根殺三蟲。一名藙。

大熱，有小毒。去痰冷，腹內絞痛，諸冷實不消，中惡，心腹痛，逆氣，利五藏。根白皮　殺蟯蟲，治喉痺，欬逆，止洩，注食不消，女子經產餘血，療白癬。生上谷川谷及冤句，九月九日採陰乾。

(1)吳茱萸：《集注》草木中卷4目錄缺吳。

(2)實：《長編》木卷20作食。

(3)藏：《長編》作臟。

(4)注：《大觀》木中卷13作泄。

(5)冤句：《集注》作宛朐。

156 黃芩　味苦平。主諸熱，黃疸，腸澼，洩痢，逐水，下血閉，惡瘡疽蝕，火瘍。一名腐腸。

大寒，無毒。療痰熱，胃中熱，小腹絞痛，消穀，利小腸，

女子血閉，淋露下血，小兒腹痛。一名空腸，一名內虛，一名黃文，一名經芩，一名姹婦。其子主腸澼，膿血。<u>生柿歸川谷及冤句</u>，三月三日採根陰乾。

(1)疽：《政和》草中上卷8《長編》山草卷6作疽。

(2)姹：《長編》作妒。

(3)柿：《大觀》《政和》草中上卷8作桥《長編》作杮。

(4)得厚樸、黃連，止腹痛。得五味子、牡蒙、牡蠣，令人有子。得黃耆、白薟、赤小豆，療鼠瘻：《長編》將此畏惡兩行細字作《別錄》文增。

157 黃連　味苦寒。主熱氣，目痛，眥傷，泣出，明目，腸澼，腹痛下痢，婦人陰中腫痛。久服令人不忘。一名王連。
微寒，無毒。五藏冷熱，久下洩澼，膿血，止消渴，大驚，除水利骨，調胃厚腸，益膽，療口瘡。<u>生巫陽川谷及蜀郡</u> <u>太山</u>，二月、八月採。

(1)泣：《新修》草上下卷7作淚。

(2)藏：《長編》山草卷6作臟。

(3)太：《長編》作泰。

158 五味子　味酸溫。主益氣，欬逆上氣，勞傷羸瘦，補不足，強陰，益男子精。
無毒。養五藏，除熱，生陰中肌。一名會及，一名玄及。<u>生齊山山谷及代郡</u>，八月採實陰乾。

(1)五味子：《本經》中卷3無子，《集注》草木中券4目錄無子，《新修》《大觀》《政和》草上下卷7均有子。

(2)羸：《政和》作臝。

(3)玄：《長編》蔓草卷10作元。

159 決明子　味鹹平。主青盲，目淫，膚赤，白膜，眼赤痛，淚出。久服益精光，輕身。
苦甘，微寒，無毒，療脣口青。<u>生龍門川澤</u>。石決明<u>生豫章</u>，十月十日採陰乾百日。

(1)子：本經中卷3無子，《集注》草木中卷4目錄無子，《新修》《大觀》《政和》草上下卷7均有。

(2)脣：《大觀》《政和》及《長編》隰草卷7作脣。

160 勺藥　味苦。主邪氣，腹痛，除血痺，破堅積，寒熱，疝瘕，止痛，利小便，益氣。
酸平，微寒，有小毒。通順血脉，緩中，散惡血，逐賊血，

去水氣，利膀胱大小腸，消癰腫，時行寒熱，中惡，腹痛，腰痛。一名白朮，一名餘容，一名犁食，一名解倉，一名鋌。生中岳川谷及丘陵，二月、八月採根暴乾。

(1) 勺：《孫本》草中卷2《集注》草木中卷4正文及《新修》《大觀》《政和》草中上卷8《長編》芳草卷11均作芍。

(2) 芍藥：《長編》於《別錄》文開頭重複芍藥兩字於前。

(3) 平：《新修》《大觀》作朱書。

(4) 脉：《長編》作脈。

(5) 朮：《大觀》《政和》作木。

(6) 丘：《長編》作邱。

161 桔梗　味辛，微溫。主胷脇痛如刀刺，腹滿，腸鳴幽幽，驚恐悸氣。
苦，有小毒。利五藏腸胃，補血氣，除寒熱風痹，溫中，消穀，療喉咽痛，下蠱毒。一名利如，一名房圖，一名白藥，一名梗草，一名薺苨。生嵩高山谷及宛句，二月、八月採根暴乾。

(1) 胷脇《長編》山草卷6作胸脇。

(2) 苦：《集注》草木中卷4作朱書。

(3) 藏：《長編》作臟。

(4) 二月：《政和》草上下卷10缺月。

(5) 八月：《大觀》草下上卷10缺。

162 乾薑　味辛溫。主胷滿，欬逆上氣，溫中，上血，出汗，逐風濕痹，腸澼下痢。生者尤良。久服去臭氣，通神明。
大熱，無毒。寒冷腹痛，中惡，霍亂，脹滿，風邪諸毒，皮膚間結氣，止唾血。

(1) 胷：《長編》蔬類卷3作胸。

162-1 生薑　味辛，微溫。主傷寒頭痛，鼻塞，欬逆上氣，止嘔吐，生犍為川谷及荊州 揚州，九月採。

(1) 揚：《集注》草木中卷4《政和》草木中卷8作楊。

(2) 生薑：《集注》及《新修》草木中卷8附乾薑條下，《大觀》《政和》新立條，《長編》蔬類卷3則以薑為正名。

163 芎藭　味辛溫。主中風入腦，頭痛，寒痹，筋攣緩急，金瘡，婦人血閉，無子。
無毒。除腦中冷動，面上遊風去來，目淚出，多涕唾，忽忽

如醉，諸寒冷氣，心腹堅痛，中惡，卒急腫痛，脅風痛，溫中內寒。一名胡窮，一名香果。其葉名蘼蕪。生武功川谷、斜谷、西嶺、三月、四月採根暴乾。

(1)除：《長編》芳草卷11增「主」除。

(2)脅風痛：《長編》缺。

164 蘼蕪　味辛溫。主欬逆，定驚氣，辟邪惡，除蠱毒，鬼疰，去三蟲，久服通神。一名薇蕪。

無毒。主身中老風，頭中久風，風眩。一名茳蘺，芎藭苗也。生雍州川澤及冤句，四月、五月採葉暴乾。

(1)蘼：《本經》中卷3作蘪，《集注》草木中卷4目錄作蘪，正文作蘼，《新修》《大觀》《政和》草上下卷7《長編》芳草卷11均作蘼。

(2)茳：《長編》作江。

165 藁本　味辛溫。主婦人疝瘕，陰中寒腫痛，腹中急，除風頭痛，長肌膚，悅顏色。一名鬼卿，一名地新。

苦，微溫，微寒，無毒。辟霧露，潤澤，療風邪，嚲曳，金瘡，可作沐藥面脂。

實　主風流四肢。一名微莖，生崇山山谷，正月、二月採根暴乾，三十日成。

(1)主：《長編》芳草卷12增。

166 麻黃　味苦溫。主中風，傷寒頭痛，溫瘧，發表出汗，去邪熱氣，止欬逆上氣，除寒熱，破癥堅積聚。一名龍沙。

微溫，無毒。五藏邪氣，緩急風脅痛，字乳餘疾，止好睡，通腠理，疎傷寒頭疼，解肌，洩邪惡氣，消赤黑斑毒。不可多服，令人虛。一名卑相，一名卑鹽。生晉地及河東，立秋採莖，陰乾令青。

(1)溫：《集注》草木中卷4作寒。

(2)藏：《長編》隰草卷7作臟。

(3)疎：《長編》作疎。

(4)疼：《長編》作痛。

(5)鹽：《集注》作塩。

167 葛根　味甘平。主消渴，身大熱，嘔吐，諸痺，起陰氣，解諸毒。葛穀主下痢十歲已上。一名雞齊根。

無毒。療傷寒，中風，頭痛，解肌，發表出汗，開腠理，療

金瘡，止痛脅，風痛。

生根汁　大寒。療消渴，傷寒，壯熱。

葉　主金瘡，止血。

花　主消酒。一名鹿藿，一名黃斤。生汶山川谷，五月採根暴乾。

(1)葛根：《長編》蔓草卷10於葛《別錄》文前增。

(2)白葛燒以粉瘡，止痛斷血：《新修》草中上卷8增於「葛穀主下痢十歲已上」後。

(3)暴：《大觀》《政和》草中上卷8《長編》作曝。

168 前胡　味苦，微寒，無毒。主療痰滿，胷脅中痞，心腹結氣，風頭痛，去痰實，下氣，治傷寒寒熱，推陳致新，明目，益精。二月、八月採根暴乾。

(1)胷：《長編》山草卷6作胸。

(2)痞：《大觀》草中上卷8作痃。

169 知母　味苦寒。主消渴，熱中，除邪氣，肢體浮腫，下水，補不足。益氣。一名蚳母，一名連母，一名野蓼，一名地參，一名水參，一名水浚，一名貨母，一名蝭母。

無毒。療傷寒，久瘧，煩熱，脅下邪氣，膈中惡及風汗內疸。多服令人洩。一名女雷，一名女理，一名兒草，一名鹿列，一名韭逢，一名兒踵草，一名東根，一名水須，一名沈燔，一名薅。生河內川谷，二月、八月採根暴乾。

(1)連：《長編》山草卷6作蓮。

(2)參：《集注》草木中卷4作叄。

(3)膈中惡：《長編》作隔中惡心。

(4)疸：《新修》《大觀》草中上卷8《長編》作疽。

(5)理：《長編》作里。

(6)須：《長編》作鬚。

(7)暴：《大觀》《政和》草中上卷8作曝。

170 大青　味苦，大寒，無毒。主療時氣，頭痛，大熱，口瘡，三月、四月採莖陰乾。

(1)瘡：《集注》草木中卷4作療。

(2)三月：《長編》隰草卷9缺月。

171 貝母　味辛平。主傷寒，煩熱，淋瀝，邪氣，疝瘕，喉痺，乳難，金瘡，風痙。一名空草。

苦，微寒，無毒。療腹中結實，心下滿，洗洗惡風寒，目眩項直，欬嗽上氣，止煩熱渴，出汗，安五藏，利骨髓。一名藥實，一名苦花，一名苦菜，一名商草，一名勤母。生晉地，十月採根暴乾。

(1)難：《長編》山草卷6作癰。
(2)藏：《長編》作臟。
(3)一名藥實：《集注》草木中卷4缺。
(4)勤：《新修》草中上卷8作勒。

172 栝樓　味苦寒。主消渴身熱，煩滿大熱，補虛安中，續絕傷。一名地樓。

無毒。除腸胃中痼熱，八疸身面黃，唇乾口燥，短氣，通月水，止小便利。一名果，一名天瓜，一名澤姑。實名黃瓜。主胃痹，悅澤人面。莖葉　療中熱傷暑。生洪農川谷及山陰地，入土深者良，生鹵地者有毒，二月、八月採根暴乾，三十日成。

(1)栝樓：《新修》《大觀》《政和》草中上卷8增作栝樓「根」。
(2)栝：《孫本》草中卷2作括。
(3)根：《長編》蔓草卷10於《別錄》文前增。
(4)痼：《新修》作固。
(5)疸：《集注》草木中卷4《大觀》作疸。
(6)唇：《長編》作脣。
(7)胃：《長編》作胸。

173 丹參　味苦，微寒。主心腹邪氣，腸鳴幽幽如走水，寒熱積聚，破癥除瘕，止煩滿，益氣。一名郤蟬草。

無毒。養血，去心腹痼疾，結氣，腰脊強，腳痹，除風邪，留熱。久服利人。一名赤參，一名木羊乳。生桐柏山川谷及太山，五月採根暴乾。

(1)赤參：《集注》草木中卷4作赤叁。
(2)柏：《新修》草上下卷7作柏。
(3)太：《長編》山草卷6作泰。

174 龍眼　味甘平。主療五藏邪氣，安志厭食。久服強魂魄，聰明，輕身不老，通神明。一名益智。

無毒。除蟲，去毒。其大者似檳榔，生南海山谷。

(1)魄：《大觀》《政和》木中卷13缺。

(2)明：《新修》木中卷13作察。
(3)蟲：《長編》果卷15作蠱。
(4)檳：《集注》草木中卷4作柀。

175 厚朴　味苦溫。主中風，傷寒，頭痛，寒熱驚悸，氣血痹，死
肌，去三蟲。
大溫，無毒。溫中益氣，消痰下氣，療霍亂及腹痛脹滿，胃
中冷逆，胷中嘔逆不止，洩痢，淋露，除驚，去留熱，止煩
滿，厚腸胃。一名厚皮，一名赤朴。其樹名榛。
其子名逐折　療鼠瘻，明目，益氣。生交阯 <u>宛句</u>，三月、九
月、十月採皮陰乾。
(1)痛：《長編》木卷19作疼。
(2)悸：《集注》草木中卷4缺。
(3)大溫：《新修》木中卷13缺。
(4)溫中益氣：《長編》增作「主」溫中益氣。
(5)療：《長編》缺。
(6)胷：《長編》作胸。
(7)嘔逆：《大觀》《政和》木中卷13《長編》缺逆。
(8)痢：《集注》作利。
(9)止：《長編》作心。
(10)阯：《新修》作趾。
(11)三月、九月、十月：《政和》《長編》作三九十月《集注》缺十月。

176 豬苓　味甘，苦平。主痎瘧，解毒，蠱疰不祥，利水道。久服
輕身耐老。一名猳豬屎。
無毒。生衡山山谷及濟陰<u>宛句</u>，二月、八月採陰乾。
(1)苦：《新修》《大觀》木中卷13作朱。

177 竹葉　味苦平。主欬逆上氣，溢筋急惡瘍，殺小蟲。根作湯
益氣，止渴，補虛，下氣。汁　主風痓痹。實　通神明，輕
身益氣。
菫竹葉　大寒，無毒。除煩熱風痙，喉痹嘔吐，消毒。生益
州。
淡竹葉　味辛平，大寒，主胷中痰熱，欬逆上氣。
其瀝　大寒。療暴中風，風痹，胷中大熱，止煩悶。
其皮茹　微寒。療嘔啘，溫氣寒熱，吐血，崩中，溢筋。
苦竹葉及瀝　療口瘡，目痛明目，利九竅。

竹笋　味甘，無毒。主消渴，利水道，益氣，可久食。

干笋　燒服，療五痔血。

(1)急：《集注》草木中卷四缺。

(2)痙：《集注》作痓。

(3)瘤：《大觀》《政和》木中卷13缺。

(4)吐：《新修》木中卷13作逆。

(5)胃：《集注》作胸。

(6)痰：《集注》作淡。

(7)微：《集注》作薇。

(8)溫氣：《集注》缺氣。

(9)干笋　燒服，療五痔血：《新修》《大觀》《政和》均缺。

178　枳實　味苦寒。主大風在皮膚中如麻豆，苦癢，除寒熱熱結，止痢，長肌肉，利五藏，益氣輕身。

酸，微寒，無毒。除胃脅痰癖，逐停水，破結實，消脹滿，心下急痞痛，逆氣，脅風痛，安胃氣，止溏洩，明目。生河內川澤，九月、十月採陰乾。

(1)癢：《大觀》《政和》木中卷13《長編》木卷20作痒。

(2)熱結：《新修》《大觀》《政和》木中卷13缺熱。

(3)藏：《長編》作臟。

(4)胃脅：《集注》草木中卷4作胸脇，《長編》作胸脅。

(5)痰：《集注》作淡。

179　玄參　味苦，微寒。主腹中寒熱積聚，女子產乳餘疾，補腎氣，令人目明。一名重臺。

鹹，無毒。主暴中風，傷寒，身熱支滿，狂邪，忽忽不知人，溫瘧洒洒，血瘕，下寒血，除胃中氣，下水，止煩渴，散頸下核癰腫，心腹痛，堅癥，定五藏。久服補虛，明目，強陰，益精。一名玄臺。一名鹿腸，一名正馬，一名咸，一名端。生河間川谷及宛句，三月、四月採根暴乾。

(1)玄：《長編》山草卷6作元。

(2)目明：《新修》草中上卷8《長編》作明目。

(3)臺：《集注》草木中卷4作薹。

(4)胃：《長編》作胸。

(5)渴：《大觀》草中上卷8作渇。

(6)藏：《長編》作臟。

(7)明目：《長編》增作「令人」明目。

180 沙參　味苦，微寒。主血積，驚氣，除寒熱，補中，益肺氣。
久服利人，一名知母。

無毒。療胃痺，心腹痛，結熱，邪氣，頭痛，皮間邪熱，安
五藏，補中。一名苦心，一名志取，一名虎鬚，一名白參，
一名識美，一名文希。生河內川谷及宛句，般陽續山，二月
、八月採根暴乾。

(1)藏：《長編》山草卷6作臟。

181 苦參　味苦寒。主心腹結氣，癥瘕積聚，黃疸，溺有餘瀝，逐
水，除癰腫，補中，明目，止淚。一名水槐，一名苦識。

無毒。養肝膽氣，安五藏，定志，益精，利九竅，除伏熱，
腸澼，止渴，醒酒，小便黃赤，療惡瘡，下部蜃，平胃氣。
令人嗜食，輕身。一名地槐，一名菟槐，一名驕槐，一名白
莖，一名虎麻，一名岑莖，一名祿白，一名陵即。生汝南山
谷及田野，三月、八月、十月採根暴乾。

(1)藏：《長編》山草卷6作臟。
(2)瘡：《新修》草中上卷8置蜃之下應移惡之下。
(3)療惡瘡：《長編》缺療而作瘡惡。
(4)蜃：《長編》作惡。
(5)驕：《新修》作橋。
(6)麻：《新修》作林。
(8)岑：《新修》作祿。
(9)祿：《長編》作綠。

182 續斷　味苦，微溫。主傷寒，補不足，金瘡癰傷，折跌續筋骨
，婦人乳難。久服益氣力。一名龍豆，一名屬折。

辛，無毒。崩中漏血，金瘡，血內漏，止痛，生肌肉及踠傷
惡血，腰痛，關節緩急。一名接骨，一名南草，一名槐。生
常山山谷，七月、八月採陰乾。

(1)傷寒：《長編》隰草卷7作傷中。
(2)肌：《集注》草木中卷4作肥。

183 山茱萸　味酸平。主心下邪氣寒熱，溫中，逐寒濕痺，去三蟲
。久服輕身，一名蜀棗。

微溫，無毒。腸胃風邪寒熱，疝瘕，頭腦風，風氣去來，鼻
塞，目黃，耳聾，面皰，溫中下氣，出汗，強陰益精，安五

藏，通九竅，止小便利。明目，強力長年。一名雞足，一名
思益，一名魅實。生漢中山谷及琅邪，宛句，東海，承縣，
九月、十月採實陰乾。

(1)腸胃：《長編》木卷20增作主腸胃字。
(2)腦：《大觀》《政和》木中卷13《長編》缺。
(3)藏：《長編》作臟。
(4)明目：《長編》增作久服明目。
(5)一名思益：《大觀》《政和》《長編》缺。
(6)琅邪：《集注》草木中卷4《長編》作瑯琊。
(7)宛句：《集注》作宛朐。
(8)承：《集注》作㶟。

184 桑根白皮　味甘寒。主傷中，五勞，六極，羸瘦，崩中，脈絕
，補虛益氣。葉　主除寒熱，出汗。桑耳　黑者，主女子漏
下赤白汁，血病，癥瘕積聚，腹痛，陰陽寒熱，無子。五木
耳名檽，益氣不飢，輕身強志。
無毒。去肺中水氣，唾血，熱渴，水腫，腹滿，臚脹，利水
道，去寸白，可以縫金創。採無時，出土上者殺人　汁解吳
公毒。桑耳味甘，有毒。療月水不調；其黃熟陳白者，止久
洩，益氣不肌；其金色者，療癖飲積聚，腹痛，金瘡，一名
桑菌，一名木麥。生犍為山谷，六月多雨時採即暴乾。

(1)羸：《集注》木中卷13《政和》草木中卷4作臝。
(2)脈：《大觀》《政和》作脉。
(3)木耳：《新修》增。
(4)腹：《大觀》《政和》《長編》木卷19作陰。
(5)創：《新修》《大觀》《政和》《長編》作瘡。
(6)汁：《集注》作朱書。
(7)吳公：《新修》《大觀》《政和》《長編》作蜈蚣。
(8)療：《長編》作治。
(9)止：《新修》木中卷13增。
(10)麥：《集注》作夋。
(11)暴：《集注》作曝。
(12)《長編》以桑為正名。

185 松蘿　味苦平。主瞋怒邪氣，止虛汗，頭風，女子陰寒腫痛，
一名女蘿。
甘，無毒。療痰熱溫瘧，可為吐湯，利水道。生熊耳山川谷
松樹上，五月採陰乾。

(1)蘿：《長編》木卷19作羅。

(2)瞋：《長編》無瞋。

(3)頭風：《新修》木中卷13增作「出」頭風。

(4)痰：《集注》草木中卷4作淡。

(5)生熊：《政和》木中卷13作朱書。

186 白棘　味辛寒。主心腹痛，癰腫，潰膿，止痛。一名棘鍼。
　　無毒。決刺結，療丈夫虛損，陰痿，精自出，補腎氣，益精
　　髓。一名棘刺。生雍州川谷。

(1)白棘：《新修》木中卷13作白棘。

(2)決刺結：《長編》木卷19增作「主」決刺結。

(3)損：《大觀》《政和》木中卷13作損。

187 棘刺花　味苦平，無毒。主金創，內漏。冬至後百二十日採之
　　。實主明目，心腹痿痺，除熱，利小便。生道傍，四月採。
　　一名菥蓂，一名馬朐，一名刺原。又有棗針療腰痛，喉痺不
　　通。

(1)花：《新修》木中卷13缺。

(2)創：《新修》《大觀》《政和》木中卷13《長編》木卷19作瘡。

188 狗脊　味苦平。主腰背強，關機緩急，周痺，寒濕膝痛。頗利
　　老人。一名百枝。
　　甘，微溫，無毒。療失溺不節，男子腳弱腰痛，風邪，淋露
　　，少氣，目闇，堅脊，利俛仰，女子傷中，關節重。一名強
　　膂，一名扶蓋，一名扶筋。生常山川谷，二月、八月採根暴
　　乾。

189 萆薢　味苦平。主腰背痛，強骨節，風寒濕周痺，惡瘡不瘳，
　　熱氣。
　　甘，無毒。傷中恚怒，陰痿失溺，關節老血，老人五緩。一
　　名赤節。生真定山谷，二月、八月採根暴乾。

(1)解：《本經》中卷3作解，《集注》草木中卷4正文作薢，《新修》《大觀》《
　　政和》草中上卷8作薢。

190 菝葜　味甘平，溫，無毒。主腰背寒痛，風痺，益血氣，止小
　　便利。生山野，二月、八月採根暴乾。

191 通草　味辛平。主去惡蟲，除脾胃寒熱，通利九竅、血脉，關節，令人不忘。一名附支。

甘，無毒。療脾疽，常欲眠，心煩，欬出音聲，療耳聾，散癰腫，諸結不消及金瘡，惡瘡，鼠瘻，踒折，齆鼻，息肉，墮胎，去三蟲。一名丁翁。生<u>石城</u>山谷及<u>山陽</u>。正月採枝陰乾。

(1)疽：《大觀》草中上卷8《長編》蔓草卷10作疸。

192 石韋　味苦平。主勞熱邪氣，五癃閉不通，利小便水道。一名石䑽。

甘，無毒。止煩，下氣，通膀胱滿，補五勞，安五藏，去惡風，益精氣。一名石皮。用之去黃毛，毛射人肺，令人欬，不可療。生<u>華陰</u>山谷石上，不聞水及人聲者良，二月採葉陰乾。

(1)癃：《集注》草木中卷4《大觀》草中上卷8《長編》石草卷13作癃。
(2)一名石皮：《長編》在此之前有石韋兩字。
(3)令：《集注》作今。

193 瞿麥　味苦寒。主關格諸癃結，小便不通，出刺，決癰腫，明目去臀，破胎墮子，下閉血。一名巨句麥。

辛，無毒。養腎氣，逐膀胱邪逆，止霍亂，長毛髮。一名大菊，一名大蘭。生<u>太山</u>川谷，立秋採實陰乾。

(1)太：《長編》隰草卷7作泰。
(2)臀：《新修》草中上卷8作翳。
(3)癃：《集注》草木中卷4《大觀》《政和》草中上卷8《長編》作癃。

194 敗醬　味苦平。主暴熱火瘡，赤氣疥瘙，疽痔，馬鞍熱氣。一名鹿腸。

鹹，微寒，無毒。除癰腫，浮腫結熱，風痺不足，產後疾痛。一名鹿首，一名馬草，一名澤敗。生<u>江夏</u>川谷，八月採根暴乾。

(1)腸：《集注》草木中卷4作腸。
(2)疾：《新修》草中上卷8作腹。
(3)暴：《長編》隰草卷7作陰。

195 秦皮　味苦，微寒。主風寒濕痺，洗洗寒氣，除熱，目中青㖤

瞖白膜。久服頭不白,輕身。

大寒,無毒。療男子少精,婦人帶下,小兒癇,身熱,可作洗目湯。皮膚光澤,肥大,有子。一名岑皮,一名石檀。生廬江川谷及冤句,二月,八月採皮陰乾。

(1)瞖:《新修》木中卷13《長編》木卷19作瞖。

(2)岑:《長編》作梣。

196 白芷　味辛溫。主女人漏下赤白,血閉陰腫,寒熱風頭,侵目淚出,長肌膚,潤澤,可作面脂。一名芳香。

無毒。療風邪,久渴,吐嘔,兩脅滿,風痛,頭眩,目痒,可作膏藥面脂,潤顏色。一名白茝,一名䖀,一名莞,一名苻蘺,一名澤芬。

葉名蒚麻　可作浴湯。生河東川谷下澤,二月、八月採根暴乾。

(1)風頭:《長編》芳草卷11作頭風。

(2)脅:《長編》作脇。

(3)痒:《新修》草中上卷8作瘍。

(4)葉名蒚麻:《長編》將葉連上句作澤芬葉,而在葉下加一作一名蒚麻。

197 杜蘅　味辛溫,無毒。主風寒欬逆,香人衣體。生山谷,三月三日採根,熟洗暴乾。

198 杜若　味辛,微溫。主胷脅下逆氣,溫中,風入腦戶,頭腫痛,多涕淚出。久服益精,明目輕身。一名杜蘅。

無毒。眩倒,目䀮䀮,止痛,除口臭氣。令人不忘。一名杜蓮,一名白蓮,一名白芩,一名若芝。生武陵川澤及冤句。二月、八月採根暴乾。

(1)胷脅:《長編》芳草卷11作胸脇。

(2)䀮䀮:《長編》作䀮䀮。

(3)蓮:《新修》《大觀》草上下卷7作連,《政和》草上下卷7杜蓮作白連。

199 蘗木　味苦寒。主五藏腸胃中結氣熱,黃疸,腸痔,止洩痢,女子漏下赤白,陰傷蝕瘡。一名檀桓。

無毒。療驚氣在皮間,肌膚熱,赤起,目熱赤痛,口瘡。久服通神。

根名檀桓　主心腹百病,安魂魄,不飢渴。久服輕身,延年

通神。<u>生漢中山谷及永昌</u>。
(1)藏：《長編》木卷19作臟。
(2)腸：《集注》草木中卷4作膓。
(3)氣：《長編》缺。
(4)傷：《集注》《長編》作陽。
(5)根名檀桓：《新修》木上卷12《長編》均缺此四字，《大觀》《政和》木上卷12根字作墨書於一名檀垣之前，《大觀》桓作柏。
(6)飢：《長編》作饑。
(7)蘗木：《長編》以黃蘗為正名。

200 枝子　味苦寒。主五內邪氣，胃中熱氣，面赤酒皰，皶鼻，白癩，赤癩瘡瘍。一名木丹。
　　大寒，無毒。療目熱赤痛，胷中心大小腸大熱，心中煩悶，胃中熱氣。一名越桃。生南陽川谷，九月採實暴乾。
(1)枝：《本經》中卷3作支，《孫本》木中卷2作庀，《新修》《大觀》《政和》木中卷13《長編》木卷20均作梔。
(2)胷：《長編》作胸。
(3)中心：《大觀》《政和》《長編》缺中。
(4)腸：《集注》草木中卷4作膓。

201 檳榔　味辛溫，無毒。主消穀，逐水，除淡澼，殺三蟲，去伏尸，療寸白。生南海。
(1)淡澼：《新修》《大觀》《政和》木中卷13《長編》果卷15作痰癖。
(2)去：《大觀》《長編》缺。

202 合歡　味甘平。主安五藏，和心志，令人歡樂無憂。久服輕身，明目，得所欲。
　　無毒。生益州山谷。
(1)藏：《集注》草木中卷4缺《長編》木卷19作臟。
(2)和：《大觀》《政和》木中卷13作利。

203 衛矛　味苦寒。主女子崩中下血，腹滿，汗出，除邪，殺鬼毒蠱疰。一名鬼箭。
　　無毒。中惡，腹痛，去白蟲，消皮膚風毒腫，令陰中解。生霍山山谷，八月採陰乾。
(1)蠱疰：《集注》草木中卷4作蟲注。

204 紫葳　味酸，微寒。主婦人產乳餘疾，崩中，癥瘕血閉，寒熱

，羸瘦，養胎。

無毒。莖葉 味苦，無毒。主瘻蹙，益氣。一名陵苕，一名
芰華。生西海川谷及山陽。

(1)葳：《本經》中卷3作葳。
(2)芰：《新修》木中13作芙。
(3)羸：《大觀》《政和》木中卷13作臝。

205 無夷 味辛。主五內邪氣，散皮膚骨節中淫淫溫行毒，去三蟲
，化食。一名無姑。一名薇蕪。

平，無毒。逐寸白，散腸中嗢嗢喘出。生晉山川谷，三月採
實陰乾。

(1)無夷：《孫本》木中卷《新修》《大觀》《政和》木中卷13《長編》木卷19均
作蕪荑，《大觀》目錄無，另作芫，《集注》草木中卷4正文亦作蕪荑。
(2)一名薇蕪：《新修》《大觀》《長編》均作莁蕠。
(3)嗢嗢：《新修》作溫溫。
(4)晉：《集注》作深。

206 紫草 味苦寒。主心腹邪氣，五疸，補中益氣，利九竅，通水
道。一名紫丹，一名紫芙。

無毒。療腹腫脹滿痛，以合膏，療小兒瘡及面皶。生碭山山
谷及楚地，三月採根陰乾。

(1)疸：《長編》山草卷6作疽。

207 紫菀 味苦溫。主欬逆上氣，胷中寒熱結氣，去蠱毒，痿蹙，
安五藏。

辛，無毒。療欬唾膿血，止喘悸，五勞體虛，補不足，小兒
驚癇。一名紫蒨，一名青菀。生房陵山谷及真定 邯鄲，二月
、三月採根陰乾。

(1)胷：《長編》隰草卷7作胸。
(2)青菀：《政和》草中上卷8作青苑。

208 白鮮 味苦寒。主頭風，黃疸，欬逆，淋瀝，女子陰中腫痛，
濕痺，死肌，不可屈伸起止行步。

鹹，無毒。療四肢不安，時行腹中大熱，飲水欲走大呼，小
兒驚癇，婦人產後餘疾。生上谷川谷及宛句，四月、五月採
根陰乾。

(1)疾：《新修》《大觀》《政和》草中上卷8《長編》山草卷6作痛。

(2)白鮮「皮」：《孫本》草中卷2增，《大觀》《政和》目錄有，正文則缺。

209 白薇　味苦平。主暴中風，身熱，肢滿，忽忽不知人，狂惑邪氣，寒熱酸疼，溫瘧，洗洗發作有時。
鹹，大寒，無毒。療傷中淋露，下水氣，利陰氣，益精。一名白幕，一名薇草，一名春草，一名骨美。久服利人。生平原川谷，三月三日採根陰乾。
(1)肢：《新修》草中上卷8作支。
(2)溫：《大觀》草中上卷8作溢。
(3)療：《政和》草中上卷8作朱書。

210 薇銜　味苦平。主風濕痺歷節痛，驚癇吐舌，悸氣賊風，鼠瘻癰腫。一名麋銜。
微寒，無毒。暴癥逐水，療痿蹷。久服輕身，明目。一名承膏，一名承機，一名無心，一名無顛。生漢中川澤及宛句，邯鄲，七月採莖葉陰乾。
(1)機：《新修》《大觀》《政和》草上下卷7作肌。

211 枲耳實　味甘溫。主風頭寒痛，風濕周痺，四肢拘攣痛，惡肉死肌。久服益氣，耳目聰明，強志輕身。一名胡枲，一名地葵。
苦。葉　味苦辛，微寒，有小毒。膝痛溪毒。一名葹，一名常思。生安陸川谷及六安田野，實熟時採。
(1)枲耳：《集注》草木中卷4《孫本》草中卷2《新修》《大觀》《政和》草中上卷8《長編》隰草卷7均作菜耳實，《集注》《長編》目錄缺，正文有實，《大觀》《政和》亦有實。
(2)苦：《長編》作實味苦。
(3)膝痛：《長編》增作「主」膝痛。

212 茅根　味甘寒。主勞傷虛羸，補中益氣，除瘀血、血閉，寒熱，利小便。其苗主下水，一名蘭根，一名茹根。
無毒。下五淋，除客熱在腸胃，止渴，堅筋，婦人崩中。久服利人。一名地管，一名地筋，一名兼杜。生楚地山谷田野，六月採根。
(1)羸：《集注》《政和》草木中卷4作羸。
(2)血閉：《長編》山草卷6缺血。
(3)蘭：《集注》作藺。

(4)茹：《集注》作茄。
(5)菅：《長編》作菅。

213 百合 味甘平。主邪氣，腹脹，心痛，利大小便，補中益氣。
無毒。除浮腫，臚脹痞滿，寒熱，通身疼痛及乳難，喉痺，
止涕淚。一名重匡，一名摩羅，一名中逢花，一名強瞿。生
荊州川谷，二月、八月採根暴乾。
(1)匡：《新修》草中上卷8作箱，《大觀》《政和》草中上卷8《長編》蔬類卷
3作箱。
(2)一名重邁：《新修》增。
(3)龍：《新修》《大觀》《政和》《長編》均作羅。

214 酸漿 味酸平。主熱煩滿，定志益氣，利水道，產難，吞其實
立產。一名醋漿。
寒，無毒。生荊楚川澤及人家田園中，五月採陰乾。

215 蠡實 味甘平。主皮膚寒熱，胃中熱氣，風寒濕痺，堅筋骨，
令人嗜食。久服輕身。花葉去白蟲。一名劇草，一名三堅，
一名豕首。
溫，無毒。止心煩滿，利大小便，長肌膚肥大。療喉痺。多
服令人溏洩。一名荔實。生河東川谷，五月採實陰乾。
(1)膚：《新修》草中上卷8作肉。
(2)療喉痺：《長編》隰草卷7於此之前有花葉兩字。
(3)採實：《長編》缺實。

216 王孫 味苦平。主五藏邪氣，寒濕痺，四肢疼酸，膝冷痛。
無毒。療百病，益氣，吳名白功草，楚名王孫，齊名長孫，
一名黃孫，一名黃昏，一名海孫，一名蔓延。生海西川谷及
汝南城郭垣下。
(1)藏：《長編》山草卷6作臟。
(2)四肢：《長編》缺四。

217 爵牀 味鹹寒。主腰脊痛，不得著牀，俛仰艱難，除熱，可作
浴湯。
無毒。生漢中川谷及田野。
(1)俛仰：《大觀》草中下卷9作俯仰。
(2)井中苔及萍：《長編》芳草卷12將其全文附於爵牀《別錄》文後。

218 白前　味甘，微溫，無毒。主胃脅逆氣，欬嗽上氣。
　　(1)甘：《新修》草中下卷9缺。
　　(2)胃脅：《集注》草木中卷4作胃脇，《長編》芳草卷12作胸脇。

219 百部根　微溫。主欬嗽上氣。
　　(1)根：《新修》草木中卷4目錄缺，正文有，《長編》蔓草卷10以百部為正名。
　　(2)有小毒：《新修》增。

220 王瓜　味苦寒。主消渴，內痺，瘀血，月閉，寒熱，酸疼，益氣，愈聾。一名土瓜。
　　無毒。療諸邪氣，熱結，鼠瘻，散癰腫，留血，婦人帶下不通，下乳汁，止小便數不禁，逐四肢骨節中水，療馬骨刺人瘡。生魯地平澤田野及人家垣墻間，三月採根陰乾。
　　(1)疼：《集注》草木中卷4作瘀。
　　(2)主聾：《長編》蔓草卷10增於「無毒」後。
　　(3)墻：《新修》《大觀》草中下卷9《長編》作牆。

221 薺苨　味甘寒。主解百藥毒。
　　(1)無毒：《新修》草中下卷9增置於「味甘寒」後。

222 高良薑　大溫。主暴冷，胃中冷逆，霍亂腹痛。
　　(1)無毒：《新修》草中下卷9增置於「大溫」後。

223 馬先蒿　味平。主寒熱鬼疰，中風濕痺，女子帶下病，無子。一名馬屎蒿。
　　苦，無毒。生南陽川澤。
　　(1)苦：《集注》草木中卷4作朱書。

224 蜀羊泉　味苦，微寒。主頭禿，惡瘡熱氣，疥瘙，痂癬蟲。
　　無毒。療齲齒，女子陰中內傷，皮間實積。一名羊泉，一名羊飴。生蜀郡川谷。
　　(1)療齲：《政和》草中下卷9作朱書。

225 積雪草　味苦寒。主大熱惡瘡，癰疽浸淫，赤熛，皮膚赤，身熱。
　　無毒。生荊州川谷。

226 惡實　味辛平。主明目，補中，除風傷。根莖療傷寒，寒熱，汗出，中風，面腫，消渴，熱中，逐水。久服輕身耐老。生魯山平澤。

《唐本注》重引《別錄》曰：名牛蒡，一名鼠黏草。

(1)無毒：《新修》草中下卷9增於「味辛平」之後。
(2)熱：《政和》草中下卷9作勢。
(3)〔注〕：於《別錄》文外《唐本注》重引《別錄》之文。

227 莎草根　味甘，微寒，無毒。主除胷中熱，充皮毛。久服令人益氣，長鬚眉。一名薃，一名侯莎。其實名緹。生田野，二月、八月採。

(1)根：諸書目錄皆以莎草為正名，而正文中皆以莎草根稱之。
(2)胷：《長編》芳草卷12作胸。
(3)令：《新修》《大觀》《政和》草中下卷9作利。

228 大小薊根　味甘溫。主養精，保血，大薊主女子赤白沃，安胎，止吐血，衄鼻。令人肥健，五月採。

(1)小薊：《長編》隰草卷9以小薊正名。

229 垣衣　味酸，無毒　主黃疸，心煩，欬逆血氣，暴熱在腸胃，金瘡內塞。久服補中益氣，長肌，好顏色。一名昔邪，一名烏韭，一名垣嬴，一名天韭，一名鼠韭。生古垣墻陰或屋上，三月三日採陰乾。

《唐本注》重引《別錄》曰：主暴風口噤，金瘡，酒漬服之效。

(1)暴熱：《長編》石草卷13作暴風熱。
(2)嬴：《集注》草木中卷4《長編》作蠃《大觀》《政和》草中下卷9作蠃。
(3)〔注〕：於《別錄》文外《唐本注》重引《別錄》之文，然此段文字為《長編》所略。

230 艾葉　味苦，微溫，無毒，主灸百病，可作煎，止下利，吐血，下部 瘡，婦人漏血，利陰氣，生肌肉，辟風寒，使人有子。一名水臺，一名醫草。生田野，三月三日採暴乾，作煎，勿令見風。

《唐本注》重引《別錄》曰：艾　生寒熟熱。主下血，衄血，膿血，痢，水煮及丸散任用。

(1)利：《新修》《大觀》《政和》草中下卷9《長編》隰草卷9作痢。

(2)薹：《集注》草木中卷4作薹。

(3)〔注〕：於《別錄》文外《唐本注》重引《別錄》之文。

(4)艾葉：《長編》以艾為正名。

231 水萍　味辛寒。主暴熱身痒，下水氣，勝酒，長鬚髮，止消渴。久服輕身。一名水花。

酸，無毒。下氣，以沐浴，生毛髮。一名水白，一名水蘇。生雷澤池澤，三月採暴乾。

(1)止：《集注》草木中卷4作主。

(2)下氣：《長編》水草卷13增「主」下氣。

(3)池：《新修》草中下卷9作地。

(4)水萍：《長編》以「水萍」「蘋」正名。

232 海藻　味苦寒。主癭瘤，氣頸下核，破散結氣，癰腫，癥瘕堅氣，腹中上下鳴，下十二水腫。一名落首。

鹹，無毒。療皮間積聚。暴瘄，留氣熱結，利小便。一名潭。生東海池澤，七月七日採暴乾。

(1)療：《長編》水草卷13增作「主」療。

233 昆布　味鹹寒，無毒。主十二種水腫，癭瘤，聚結氣，瘻瘡。生東海。

234 荇草　味鹹，微寒，無毒。主消渴，去熱，明目，益氣。一名鴻藹，如馬蓼而大。生水傍，五月採實。

(1)荇草：《長編》隰草卷9其文中無《本經》文與《別錄》文，惟於《圖經》文下有《本經》云，然內容與經文互異。

235 陟釐　味甘，大溫，無毒。主心腹大寒，溫中消穀，強胃氣，止洩痢。生江南池澤。

236 井中苔及萍　大寒。主漆瘡，熱瘡，水腫。井中藍，殺野葛，巴豆諸毒。

(1)井中苔：《長編》石草卷13以此為正名。

237 假蘇　味辛溫。主寒熱，鼠瘻瘰癧，生瘡，破結聚氣，下瘀血，除濕痺。一名鼠蓂。

無毒。一名薑芥。生漢中川澤。

(1)破：《集注》草木中卷4缺。

(2)痺：《長編》芳草卷12作疽。

237-1△龍腦香 新附品《證類》所引《海藥》引自《別錄》曰：婦人難產，取龍腦研末少許，以新汲水調服立差。

草木部下品一百二十七種 本經正品八十二種 名醫副品四十五種

238 **大黃** 味苦寒。主下瘀血，血閉寒熱，破癥瘕積聚，留飲宿食，蕩滌腸胃，推陳致新，通利水穀，調中化食，安和五藏。

將軍，大寒，無毒。平胃下氣，除痰實，腸間結熱，心腹脹滿，女子寒血閉脹，小腹痛，諸老血留結，一名黃良。生河西山谷及隴西，二月、八月採根火乾。

(1)將軍：《集注》草木下卷5缺。

(2)平胃：《長編》毒草卷14增作「主」平胃。

239 **蜀椒** 味辛溫。主邪氣欬逆，溫中，逐骨節皮膚死肌，寒濕痺痛，下氣。久服之，頭不白，輕身增年。

大熱，有毒。除六府寒冷，傷寒，溫瘧，大風，汗不出，心腹留飲宿食，腸澼，下痢，洩精，女子字乳餘疾，散風邪，瘕結，水腫，黃疸，鬼疰，蠱毒，殺蟲魚毒，開腠理，堅血脉，堅齒髮，調關節，耐寒暑，可作膏藥，多食令人乏氣。口閉者，殺人。一名巴椒，一名蓎藙。生武都川谷及巴郡，八月採實陰乾。

(1)六府：《集注》草木下卷5增作「五藏」六府。

(2)府：《大觀》《政和》木下卷14《長編》木卷20作腑。

(3)腸澼：《集注》增作「止」腸澼。

(4)脉：《長編》作脈。

(5)陰：《集注》缺。

240 **莽草** 味辛溫。主風頭癰腫，乳癰疝瘕，除結氣，疥瘙，殺蟲魚。

苦，有毒。療喉痺不通，乳難，頭風癢，可用沐，勿令入眼。一名弭，一名春草。生上谷山谷及宛句，五月採葉陰乾。

(1)蟲疝瘙：《集注》草木下卷5增於「疥瘙」之後。

(2)勿令入眼：《集注》作勿近目。

(3)弸：《長編》毒草卷14作蒻。
(4)草：《孫本》木下卷3作艸。

241 郁核　味酸平。主大腹水腫，面目四肢浮腫，利小便水道。根主齒齗腫，齲齒，堅齒。一名爵李。
　　無毒。去白蟲。一名車下李。一名棣。生高山川谷及丘陵上，五月、六月採根。
(1)核：《孫本》木下卷3《新修》木下卷14《長編》木卷19作李仁，《大觀》《政和》木下卷14作李人。
(2)丘：《大觀》作丘《長編》作邱。

242 鼠李　主寒熱，瘰癧瘡。
　　其皮　味苦，微寒，無毒。主除身皮熱毒。一名牛李，一名鼠梓，一名椑。生田野採無時。
(1)其：《集注》草木下卷5缺。

243 巴豆　味辛溫。主傷寒，溫瘧，寒熱，破癥瘕，結聚堅積，留飲，淡癖，大腹水脹，蕩練五藏六府，開通閉塞，利水穀道，去惡肉，除鬼毒，蠱注，邪物，殺蟲魚。一名巴椒。
　　生溫，熟寒，有大毒。女子月閉，爛胎，金創，膿血，不利丈夫陰，殺斑苗毒，可練餌之，益血彤脈，令人色好，變化與鬼神通。生巴郡川谷，八月採實乾之，用去心皮。
(1)結聚堅積：《集注》草木下卷5作結堅積聚。
(2)淡癖：《新修》《大觀》《政和》木下卷14《長編》木卷19均作痰癖。
(3)藏：《長編》作臟。
(4)府：《大觀》《政和》《長編》作腑。
(5)魚：《長編》缺。
(6)女子月閉：《長編》增作「療」女子月閉。
(7)創：《新修》《大觀》《政和》《長編》均作瘡。
(8)苗：《新修》《大觀》《政和》作貓，《長編》作蝥。
(9)採實：《長編》缺實。
(10)乾之，用去心皮：《長編》作乾用之，去心皮。

244 甘遂　味苦寒。主大腹疝瘕，腹滿，面目浮腫，留飲宿食，破癥堅積聚，利水穀道。一名主田。
　　甘，大寒，有毒。下五水，散膀胱留熱，皮中痞，熱氣腫滿。一名甘藁，一名陵藁，一名陵澤，一名重澤。生中山川谷，二月採根陰乾。

(1)陵澤：《政和》草下上卷10作凌澤。

(2)一名陵藁：《長編》缺。

245 亭歷　味辛寒。主癥瘕積聚結氣，飲食寒熱，破堅，遂邪，通
利水道。一名大室，一名大適。
苦，大寒，無毒。下膀胱水，伏留熱氣，皮間邪水上出，面
目浮腫，身暴中風，熱痱癢，利小腹。久服令人虛。一名丁
歷，一名䔰蒿。生薷城平澤及田野，立夏後採實陰乾，得酒
良。

(1)亭歷：《集注》草木下卷5正文及《新修》《大觀》《政和》草下上卷10，《
長編》隰草卷9作葶藶。

(2)得酒良：《新修》作雙行細字畏惡之文。

(3)榆皮為之使，惡僵蠶，石龍芮：《長編》誤將雙行細字《藥對》之文作《別錄》
文。

246 大戟　味苦寒。主蠱毒，十二水，腹滿急痛積聚，中風，皮膚
疼痛，吐逆。一名邛鉅。
甘，大寒，有小毒。頸腋癰腫，頭痛發汗，利大小腸。生常
山，十二月採根陰乾。

(1)腹：《大觀》草下上卷10作腫。

(2)頸腋癰腫：《長編》毒草卷14增作「主」頸腋癰腫。

(3)腸：《集注》草木下卷5作腸，《長編》作便。

247 澤漆　味苦，微寒。主皮膚熱，大腹水氣，四肢面目浮腫，丈
夫陰氣不足。
辛，無毒，利大小腸，明目，輕身。一名漆莖，大戟苗也。
生太山川澤，三月三日、七月七日採莖葉陰乾。

(1)腸：《集注》草木下卷5作腸。

(2)莖：《長編》毒草卷14作根。

(3)太：《長編》作泰。

(4)陰乾：《新修》草下上卷10缺。

248 芫華　味辛溫。主欬逆上氣，喉鳴喘，咽腫，短氣，蠱毒，鬼
瘧，疝瘕，癰腫，殺蟲魚。一名去水。
苦，微溫，有小毒。消胸中痰水，喜睡，水腫，五水在五藏
，皮膚及腰痛，下寒毒肉毒。久服令人虛。一名毒魚，一名
杜芫。其根名蜀桑根，療疥瘡，可用毒魚。生淮源川谷，三

月三日採花陰乾。

(1)華：《集注》草木下卷5正文及《新修》《大觀》《政和》木下卷10《長編》毒草卷14均作花。

(2)微溫：《集注》作大寒。

(3)胷：《長編》作胸

249 蕘華　味苦寒。主傷寒，溫瘧，下十二水，破積聚，大堅癥瘕，蕩滌腸胃中留癖飲食，寒熱邪氣，利水道。

辛，微寒，有毒。療痰飲欬嗽。生咸陽川谷及河南中牟，六月採花陰乾。

(1)華：《集注》草木下卷5正文及《新修》《大觀》《政和》草下上卷10《長編》毒草卷10均作花。

250 旋復華　味鹹溫。主結氣，脅下滿，驚悸，除水，去藏間寒熱，補中下氣。一名金沸草，一名盛椹。

甘，微溫，冷利，有小毒。消胷上痰結，唾如膠漆，心脅痰水，膀胱留飲，風氣濕痺，皮間死肉，目中眵　，利大腸，通血脉，益色澤。一名戴椹。其根主風濕。生平澤川谷，五月採花，日乾二十日成。

(1)復：《政和》草下上卷10作覆。

(2)華：《集注》草木下卷5正文及《新修》《大觀》《政和》草下上卷10《長編》隰草卷9均作花。

(3)脅：《集注》《大觀》《政和》《長編》作脇。

(4)藏：《長編》增作「五」藏；作臟。

(5)間：《政和》作閒。

(6)盛：《長編》作載。

(7)胷：《長編》作胸。

(8)脉：《長編》作脈。

(9)旋復華：《集注》全文缺，後補於補遺之部。

251 鉤吻　味辛溫。主金瘡，乳痓，中惡風，欬逆上氣，水腫，殺鬼疰蠱毒。一名野葛。

有大毒。破癥積，除腳膝痺痛，四肢拘攣，惡瘡疥蟲，殺鳥獸。折之青煙出者，名固活，甚熱，不入湯。生傅高山谷及會稽東野。

(1)鉤：《大觀》《政和》草下上卷10作鉤。

252 狼毒　味辛平。主欬逆上氣，破積聚飲食，寒熱水氣，惡瘡，

鼠瘻，疽蝕，鬼精蠱毒，殺飛鳥走獸。一名續毒。

有大毒。脅下積癖。生秦亭山谷及奉高，二月、八月採根陰乾，陳而沉水者良。

(1)蠱：《大觀》草下下卷11作蟲。
(2)續：《長編》毒草卷14作續。
(3)脅：《集注》草木下卷5《長編》作脇。
(4)沉：《政和》草下下卷11作沈。

253 鬼臼　味辛溫。主殺蠱毒鬼疰精物，辟惡氣不祥，逐邪，解百毒。一名爵犀，一名馬目毒公，一名九臼。

微溫，有毒。療欬嗽喉結，風邪煩惑，失魄妄見，去目中膚翳，殺大毒，不入湯。一名天臼，一名解毒。生九真山谷及宛句，二月、八月採根。

(1)微溫：《大觀》草下下卷11作朱書。
(2)翳：《大觀》作瞖。

254 蘆根　味甘寒。主消渴，客熱，止小便利。

255 甘蕉根　大寒。主癰腫，結熱。
(1)甘蕉根：《長編》隰草卷9以芭蕉為正名。

256 萹蓄　味苦平。主浸淫，疥瘙，疽痔，殺三蟲。
無毒。療女子陰蝕。生東萊山谷，五月採陰乾。

257 商陸　味辛平。主水脹疝瘕痺，熨除癰腫，殺鬼精物。一名葛根，一名夜呼。

酸，有毒。療胷中邪氣，水腫痿痺，腹滿洪直，疏五藏，散水氣，如人形者有神。生咸陽川谷。

(1)脹：《長編》毒草卷14作腫。
(2)熨：《集注》草木下卷5作尉《長編》與痺熨相連。
(3)葛：《大觀》草下下卷11作蕩。
(4)胷：《長編》作胸。
(5)疏：《大觀》《政和》草下下卷11作疏。

258 女青　味辛平。主蠱毒，逐邪惡氣，殺鬼，溫瘧，辟不祥。一名雀瓢。

有毒。蛇銜根也。生朱崖，八月採陰乾。

《唐本注》重引《別錄》曰：葉嫩時似蘿摩，圓端，大莖，實黑，莖葉汁黃白，亦與前說相似，若是蛇銜根，何得苗。生益州。根在朱崖，相去萬里餘也。又云：雀瓢白汁　主蟲蛇毒，即女青苗汁也。

(1) 蛇：《集注》草木下卷5《新修》草下卷11作虵。
(2) 〔注〕：於《別錄》文外《唐本注》重引《別錄》之文。
(3) 白色：《集注》於色下又有色。

259 白附子　主心痛血痺，面上百病，行藥勢，生蜀郡，三月採。
(1) 勢：《集注》草木下卷5作熱。

260 天雄　味辛溫。主大風寒濕痺，歷節痛，拘攣緩急，破積聚邪氣，金瘡，強筋骨，輕身健行。一名白幕。
甘，大溫，有大毒。療頭面風，去來疼痛，心腹結積，關節重不能行步，除骨間痛，長陰氣，強志，令人武勇，力作不倦，又墮胎。生少室山谷，二月採根陰乾。
(1) 積：《長編》毒草卷14作聚。
(2) 筋：《大觀》草下上卷10作節。
(3) 健：《集注》草木下卷5《政和》草下上卷10作健。

261 烏頭　味辛溫。主中風惡風，洗洗出汗，除寒濕痺，欬逆上氣，破積聚，寒熱。其汁煎之，名射罔，殺禽獸。一名奚毒，一名即子，一名烏喙。
甘，大熱，有大毒。消胷上痰冷，食不下，心腹冷疾，臍間痛，肩胛痛，不可俛仰，目中痛，不可久視，又墮胎。
射罔　味苦，有大毒。療尸疰癥堅及頭中風痺痛。
烏喙　味辛，微溫，有大毒。主風濕，丈夫腎濕，陰囊痒，寒熱歷節，掣引腰痛，不能行步，癰腫膿結，又墮胎。生朗陵山谷，正月、二月採陰乾，長三寸已上者為天雄。
(1) 即子：《長編》毒草卷14作耴子。
(2) 有大毒：《長編》作大毒。
(3) 胷：《長編》作胸。
(4) 痰冷：《長編》作寒冷。

262 附子　味辛溫。主風寒欬逆邪氣，溫中，金瘡，破癥堅積聚，血瘕，寒濕踒躄，拘攣膝痛，不能行步。
甘，大熱，有大毒。腳疼冷弱。腰脊風寒，心腹冷痛，霍亂

轉筋，下痢赤白，堅肌骨，強陰又墮胎，為百藥長。生犍為山谷及廣漢，冬月採為附子，春採為烏頭。

(1)有大毒：《長編》毒草卷14作有毒。

(2)腳：《長編》增作「主」腳。

(3)疼：《長編》作痛。

(4)骨：《長編》缺。

263 側子 味辛，大熱，有大毒。主癰腫，風痺厚節，腰腳疼冷，寒熱鼠瘻，又墮胎。

264 羊躑躅 味辛溫。主賊風在皮膚中，淫淫痛，溫瘧，惡毒諸痺。

有大毒。邪氣，鬼疰蠱毒。一名玉支。生太行山川谷及淮南山，三月採花陰乾。

(1)淫淫痛：《長編》毒草卷14作淫痛。

265 茵芋 味苦溫。主五藏邪氣，心腹寒熱，羸瘦，如瘧狀發作有時，諸關節風濕痺痛。

微溫，有毒。療久風濕走四肢，腳弱。一名莞草，一名卑共。生太山川谷，三月三日採葉陰乾。

(1)羸：《集注》草木下卷5《新修》《大觀》草下上卷10作癵。

(2)如：《大觀》草下上卷10作墨書。

(3)濕：《新修》作流。

(4)太：《長編》毒草卷14作泰。

266 射干 味苦平。主欬逆上氣，喉痺咽痛，不得消息，散結氣，腹中邪逆，食飲大熱。一名烏扇，一名烏蒲。

微溫，有毒。療老血在心脾間，欬唾言語氣臭，散胸中熱氣。久服令人虛。一名烏翣，一名烏吹，一名草薑。生南陽川谷田野，三月三日採根陰乾。

(1)胷：《長編》毒草卷14作胸。

267 鳶尾 味苦平。主蠱毒邪氣，鬼疰諸毒，破癥瘕積聚，去水，下三蟲。

有毒。療頭眩，殺鬼魅。一名烏園。生九疑山谷，五月採。

(1)去：《新修》《政和》草下上卷10作大。

268 皂莢　味辛，鹹溫。主風痺，死肌，邪氣，風頭淚出，利九竅，殺精物。

有小毒。療腹脹滿，消穀，除咳嗽，囊結，婦人胞不落，明目，益精，可為沐藥，不入湯。生雍州川谷及魯鄒縣，如猪牙者良，九月、十月採莢陰乾。
(1)皂：《孫本》木下卷3《長編》木卷19作皀。
(2)下水：《集注》草木下卷5增於「風頭淚出」之後。
(3)除：《集注》作破。
(4)咳：《長編》作欬。
(5)猪：《長編》作豬。

269 練實　味苦寒。主溫疾，傷寒，大熱，煩狂，殺三蟲，疥瘍，利小便水道。

有小毒。根　微寒。療蚘蟲，利大腸。生荊山山谷。
(1)練：《孫本》木下卷3《新修》《大觀》《政和》木下卷14《長編》木卷20作楝，《長編》並以楝為正名。

270 柳華　味苦寒。主風水，黃疸，面熱黑。一名柳絮。葉　主馬疥痂瘡。實　主潰癰，逐膿血。子汁療渴。

無毒。痂疥惡瘡，金創。取煎煮，以洗馬疥立愈，又療心腹內血，止痛。生琅邪川澤。
(1)疸：《政和》木下卷14作疸。
(2)子汁療渴：《集注》草木下卷5《政和》作墨書。
(3)無毒：《長編》木卷20在無毒之前增華。
(4)創：《新修》《大觀》《政和》木下卷14《長編》作瘡。
(5)取煎煮：《長編》增作「葉」取煎煮。
(6)煮：《大觀》作煑。
(7)愈：《新修》作癒。
(8)生琅玡川澤：《集注》《政和》作朱書，《集注》《長編》將琅玡作瑯琊。
(9)柳華：《長編》以柳為正名。

271 桐葉　味苦寒。主惡蝕瘡著陰。皮主五痔，殺三蟲。華主傅猪瘡，飼猪肥大三倍。

無毒。療賁㹠氣病。生桐栢山谷。
(1)華：《新修》《大觀》《政和》木下卷14《長編》木卷20均作花。
(2)猪：《長編》作豬。
(3)療：《集注》草木下卷5缺，《長編》在療前增皮字。
(4)㹠：《集注》作豚。

(5)栢：《新修》《大觀》《政和》《長編》作柏。
(6)桐葉：《長編》於《別錄》文之首又重複桐葉，並以桐為正名。

272 梓白皮　味苦寒。主熱，去三蟲。葉擣傅豬瘡，飼豬肥大三倍。

無毒。療目中疾。生河內山谷。
《唐本注》重引《別錄》曰：皮主吐逆胃反，去三蟲，小兒熱瘡，身頭熱煩，蝕瘡，湯浴之，並封傅。嫩葉主爛瘡。
(1)華：《集注》草木下卷5增於「葉」之前，作「華」葉。
(2)豬：《長編》木卷20作豬。
(3)飼豬肥大三倍：《集注》作肥大易養三倍。
(4)疾：《集注》作患。
(5)梓白皮：《長編》於《別錄》文之首又重複梓白皮並以梓為正名稱之。

273 紫真檀　味鹹，微寒。主惡毒風毒。
(1)木：《集注》草木下卷5正文增。

274 薰草　味甘平，無毒。主明目，止淚，療洩精，去臭惡氣，傷寒頭痛，上氣腰痛。一名蕙草。生下濕地，三月採陰乾，脫節者良。
(1)《新修》有名無用草木虫鳥卷20作新退品。

275 恒山　味苦寒。主傷寒寒熱，熱發溫瘧，鬼毒。胸中痰結吐逆。一名互草。
辛，微寒，有毒。療鬼蠱往來，水脹，洒洒惡寒，鼠瘻。生益州川谷及漢中，八月採根陰乾。
(1)恒山：《大觀》《政和》草下上卷10《長編》毒草卷14作常山。

276 蜀漆　味辛平。主瘧及欬逆，寒熱，腹中癥堅，痞結，積聚邪氣，蠱毒鬼疰。
微溫，有毒。療胸中邪結氣，吐出之。生江林山川谷及蜀漢中，常山苗也。五月採葉陰乾。
(1)胷：《長編》毒草卷14作胸。

277 青葙子　味苦，微寒。主邪氣，皮膚中熱，風瘙身痒，殺三蟲。子名草決明，療脣口青。一名草蒿，一名萋蒿。
無毒。惡瘡疥蝨，痔蝕，下部䘌瘡。生平谷道傍，三月採莖

葉陰乾，五月、六月採子。

(1)子：《本經》下卷4及《集注》草木下卷5目錄無子餘諸書均有。

(2)子名：《長編》隰草卷9缺子。

(3)生：《長編》增「子」生。

278 半夏　味辛平。主傷寒寒熱，心下堅，下氣，喉咽腫痛，頭眩胸脹，欬逆腸鳴，止汗。一名地文，一名水玉。

生微寒，熟溫，有毒。消心腹胸膈痰熱滿結，欬嗽上氣，心下急痛，堅痞，時氣嘔逆，消癰腫，墮胎，療痿黃，悅澤面目。生令人吐，熟令人下，用之湯洗，令滑盡。一名守田，一名示姑。生槐里川谷，五月、八月採根暴乾。

(1)平：《新修》草下上卷10作墨書。

(2)一名地文，一名水玉：《集注》草木下卷5作墨書。

(3)胸：《長編》毒草卷14作胸。

(4)痰熱：《長編》作熱痰。

(5)示：《長編》作和。

279 由跋　主毒腫結熱。

280 欵冬　味辛溫。主欬逆上氣，善喘，喉痺，諸驚癇，寒熱邪氣。一名橐吾，一名顆凍，一名虎鬚，一名菟奚。

甘，無毒。消渴，喘息呼吸。一名氐冬。生常山山谷及上黨水傍，十一月採花陰乾。

(1)欵冬：《本經》下卷4《政和》草中下卷9作款冬，《集注》草木下卷5正文，《新修》《大觀》《政和》草中下卷9《長編》隰草卷7均有花。

(2)凍：《集注》《長編》作凍。

(3)消渴：《長編》增作「主」消渴。

281 牡丹　味辛寒。主寒熱，中風，瘛瘲，痙驚癇，邪氣，除癥堅，瘀血留舍腸胃，安五藏，療癰瘡。一名鹿韭，一名鼠姑。

苦，微寒，無毒。除時氣，頭痛，客熱，五勞勞氣，頭腰痛，風噤癲疾。生巴郡山谷及漢中，二月、八月採根陰乾。

282 防已　味辛平。主風寒溫瘧，熱氣諸癇，除邪，利大小便。一名解離。

苦溫，無毒。療水腫，風腫，去膀胱熱，傷寒，寒熱邪氣，中風，手腳攣急，止洩，散癰腫惡結，諸蝸疥癬，蟲瘡，通

腠理，利九竅。文如車輻理解者良。生漢中川谷，二月、八月採根陰乾。
(1)療：《長編》蔓草卷10增「主」療。

283 巴戟天　味辛，微溫。主大風邪氣，陰痿不起，強筋骨，安五藏，補中，增志益氣。
甘，無毒。療頭面遊風，小腹及陰中相引痛，下氣，補五勞，益精，利男子。生巴郡及下邳山谷，二月、八月採根陰乾。
(1)藏：《長編》山草卷6作臟。
(2)面：《新修》草上上卷6缺，《大觀》草上上卷10作面。

284 石南　味辛苦。主養腎氣，內傷陰衰，利筋骨皮毛。實　殺蟲毒，破積聚，逐風痺。一名鬼目。
平，有毒。療腳弱，五藏邪氣，除熱。女子不可久服，令思男。生華陰山谷，二月、四月採葉，八月採實陰乾。
(1)石南：《集注》目錄作石南草。
(2)苦：《集注》草木下卷5作墨書。
(3)平：《新修》《大觀》木下卷14作朱書。
(4)有毒：《長編》木卷18缺有。

285 女菀　味辛溫。主風寒洗洗，霍亂，洩痢腸鳴，上下無常處，驚癇，寒熱百疾。
無毒。療肺傷，欬逆，出汗，久寒在膀胱支滿，飲酒夜食發病。一名白菀，一名織女菀，一名苑。生漢中川谷或山陽，正月、二月採陰乾。
(1)苑：《大觀》草中下卷9《長編》隰草卷7作茆。

286 地榆　味苦，微寒。主婦人乳痓痛，七傷，帶下病，止痛，除惡肉，止汗，療金瘡。
甘酸，無毒。止膿血，諸瘻，惡瘡，熱瘡。消酒，除消渴，補絕傷，產後內塞，可作金瘡膏。生桐柏及宛句山谷，二月、八月採根暴乾。
(1)帶下病：《新修》草中下卷9增作帶下「十二」病。
(2)柏：《政和》草中下卷9作栢。

287 五加　味辛溫。主心腹疝氣，腹痛，益氣，療躄，小兒不能行

，疽瘡，陰蝕。一名犲漆。

苦，微寒，無毒。男子陰痿，囊下濕，小便餘瀝，女人陰痒及腰脊痛，兩腳疼痺，風弱五緩，虛羸，補中，益精，堅筋骨，強志意。久服輕身耐老。一名犲節，五葉者良。生漢中及寃句，五月、七月採莖，十月採根陰乾。

(1)加：《集注》草樹下卷5正文作茄。
(2)皮：《孫本》木上卷1《新修》《大觀》《政和》木上卷12《長編》木卷19均作五加皮。
(3)溫：《新修》《大觀》作墨書。
(4)犲漆：《集注》作墨書。
(5)男：《長編》增「主」男。
(6)痿：《集注》作萎。
(7)人：《新修》作子。
(8)疼：《長編》作痛。
(9)羸：《集注》《政和》作羸。

288 澤蘭　味苦，微溫。主乳婦內衄，中風餘疾，大腹水腫，身面四肢浮腫，骨節中水，金瘡，癰腫，瘡膿。一名虎蘭，一名龍棗。

甘，無毒。產後金瘡內塞。一名虎蒲。生汝南諸大澤傍，三月三日採陰乾。

(1)膿：《集注》草木下卷5增作膿「血」。
(2)一：《集注》作大。
(3)產：《長編》芳草卷11增作「主」產。

289 黃環　味苦平。主蠱毒鬼疰，鬼魅邪氣在藏中，除欬逆寒熱。一名陵泉，一名大就。

有毒。生蜀郡山谷，三月採根陰乾。

(1)疰：《集注》草木下卷5作注。

290 紫參　味苦，辛寒。主心腹積聚，寒熱邪氣，通九竅，利大小便。一名牡蒙。

微寒，無毒。主腸胃大熱，唾血，衄血，腸中聚血，癰腫諸瘡，止渴，益精。一名眾戎，一名童腸，一名馬行。生河西及寃句山谷，三月採根，火灸，使紫色。

(1)辛：《新修》草中上卷8作墨書。
(2)血：《集注》草木下卷5缺。

291 蓶菌　味鹹平。主心痛，溫中，去長蟲，白瘕，蟯蟲，蛇螫毒，癥瘕，諸蟲。一名蓶蘆。

甘，微溫，有小毒。疽蝸，去蚘蟲寸白，惡瘡。生東海池澤及渤海章武，八月採陰乾。

(1)蟲：《大觀》草下上卷10《長編》蔬卷3作患。

(2)蘆：《集注》草木下卷5作墨書。

(3)有小毒：《長編》作小有毒。

(4)疽蝸：《長編》增作「主」疽蝸。

292 連翹　味苦平。主寒熱，鼠瘻，瘰癧，癰腫，惡瘡，癭瘤，結熱，蠱毒。一名異翹，一名蘭華，一名折根，一名軹，一名三廉。

無毒。去白蟲。生太山山谷，八月採陰乾。

(1)太：《集注》草樹下卷5作大，《長編》隰草卷9作泰。

(2)處處有，今用莖，連花實也：《長編》將此作《別錄》文諸書均列為雙行細字。

293 白頭公　味苦溫，無毒。主溫瘧，狂易寒熱，癥瘕積聚，癭氣，逐血，止痛，療金瘡。一名野丈人，一名胡王使者。

有毒。血衄。一名奈何草。生蒿山山谷及田野，四月採。

(1)公：《集注》草木下卷5正文及《新修》《大觀》《政和》草下下卷11《長編》山草卷6作翁。

(2)蒿：《集注》《政和》《長編》作高。

294 貫眾　味苦，微寒。主腹中邪熱氣，諸毒，殺三蟲。一名貫節，一名貫渠，一名百頭，一名虎卷，一名扁符。

有毒。去寸白，破癥瘕，除頭風，止金瘡。花　療惡瘡，令人洩。一名伯萍，一名藥藻，此謂草鴟頭。生玄山山谷及宛句少室山，二月、八月採根陰乾。

(1)符：《新修》草下上卷10作符。

(2)藥：《政和》草下上卷10作樂。

(3)蓶菌為之使：《長編》山草卷6將畏惡作《別錄》文。

295 牙子　味苦寒。主邪氣，熱氣，疥瘙，惡瘍，瘡痔，去白蟲。一名狼牙。

酸，有毒。一名狼齒，一名狼子，一名犬牙。生淮南川谷及宛句，八月採根暴乾。中濕腐爛生衣者，殺人。

(1)牙子：《集注》草木下卷5目錄作狼牙子，《本經》下卷4作狼牙。

(2)熱氣：《長編》毒草卷14作惡氣。
(3)酸：《大觀》草下上卷10作朱書。

296 藜蘆　味辛寒。主蠱毒，欬逆，洩痢，腸澼，頭瘍，疥瘙，惡
瘡，殺諸蟲毒，去死肌。一名葱苒。
　　苦，微寒，有毒，療噦逆，喉痺不通，鼻中息肉，馬刀爛瘡
，不入湯。一名葱葵，一名山葱。生太山山谷，三月採根陰
乾。
(1)藜：《政和》草下上卷10作藜。
(2)殺：《長編》毒草卷14缺。
(3)療噦：《新修》草下上卷10作朱書。
(4)湯：《長編》增作湯「用」。
(5)太：《長編》作泰。

297 赭魁　味甘平，無毒。主心腹積聚，除三蟲。生山谷，二月採
。

298 及已　味苦平，有毒。主諸惡瘡，疥痂瘻蝕及牛馬諸瘡。
(1)諸：《新修》草下上卷10缺。
(2)瘻：《集注》草木下卷5作瘻。

299 閭茹　味辛寒。主蝕惡肉，敗瘡死肌，殺疥蟲，排膿惡血，除
大風熱氣，善忘不樂。
　　酸，微寒，有小毒。去熱痺，破癥瘕，除息肉，一名屈據，
一名離婁。生代郡川谷，五月採根陰乾，黑頭者良。
(1)閭：《集注》草木下卷5正文及《新修》《大觀》《政和》草下下卷11《長編
》毒草卷14作藺。
(2)樂：《長編》作瘷。
(3)酸：《大觀》作朱書。
(4)去：《長編》增作「主」去。
(5)屈：《長編》作掘。

300 苦芙　微寒。主面目通身漆瘡。

301 羊桃　味苦寒。主熛熱，身暴赤色，風水積聚，惡瘍，除小兒
熱。一名鬼桃，一名羊腸。
　　有毒。去五藏五水，大腹，利小便，益氣，可作浴湯。一名
萇　，一名御弋，一名銚弋。生山林川谷及生田野，二月採

陰乾。

(1)有毒：《大觀》草下下卷11作朱書。

(2)瘍：《大觀》作瘡。

302 羊蹄　味苦寒。主頭禿疥瘙，除熱，女子陰蝕。一名東方宿，
一名連蟲陸，一名鬼目。
無毒。浸淫疽痔，殺蟲。一名蓄。生陳留川澤。

303 鹿藿　味苦平。主蠱毒，女子腰腹痛不樂，腸癰，瘰癧，瘍氣
。
無毒。生汶山山谷。

304 牛扁　味苦，微寒。主身皮瘡熱氣，可作浴湯，殺牛蝨小蟲，
又療牛病。
無毒。生桂陽川谷。

305 陸英　味苦寒。主骨間諸痺，四肢拘攣，疼酸，膝寒痛，陰痿
，短氣不足，腳腫。
無毒。生熊耳川谷及冤句，立秋採。

306 白斂　味苦平。主癰腫疽瘡，散結氣，止痛，除熱，目中赤，
小兒驚癇，溫瘧，女子陰中腫痛。一名菟核，一名白草。
甘，微寒，無毒。下赤白，殺火毒。一名白根。一名崑崙。
生衡山山谷，二月、八月採根暴乾。

(1)下赤白：《長編》蔓草卷10作朱書然於白下增帶字。

(2)代赭為之使，反烏頭：《長編》將上文作《別錄》文，諸書則作《藥對》雙行細
字。

307 白及　味苦平。主癰腫惡瘡，敗疽，傷陰，死肌，胃中邪氣，
賊風，鬼擊，痱緩不收。一名甘根，一名連及草。
辛，微寒，無毒。除白癬疥蟲。生北山川谷及冤句及越山。

(1)及：《長編》山草卷6作芨。

(2)紫石英為之使，惡理石，畏李核，杏仁：《長編》誤將《藥對》雙行細字作《別
錄》文。

308 占斯　味苦溫，無毒。主邪氣濕痺，寒熱疽瘡，除水，堅積血
癥，月閉無子，小兒躄不能行，諸惡瘡癰腫，止腹痛，令女

人有子。一名炭皮。生太山山谷，採無時。

(1)占斯：《新修》有名無用草木虫鳥卷20作新退品。

(2)疸：《大觀》《政和》有名未用卷30作疸。

309 蛇全　味苦，微寒。主驚癇，寒熱邪氣，除熱，金瘡，疽痔，鼠瘻，惡瘡，頭瘍。一名蛇銜。

無毒。療心腹邪氣，腹痛，濕痺，養胎，利小兒。生益州山谷，八月採陰乾。

(1)全：《孫本》艸下卷3作合《新修》草下上卷10作含，《長編》隰草卷9目錄作含，正文則作全。

(2)銜：《集注》草木下卷5作御。

310 草蒿　味苦寒。主疥瘙，痂痒，惡瘡，殺蝨，留熱在骨節間，明目。一名青蒿，一名方潰。

無毒。生華陰川澤。

311 雷丸　味苦寒。主殺有蟲，逐毒氣，胃中熱，利丈夫，不利女子，作摩膏，除小兒百病。

鹹，微寒，有小毒。除邪氣，惡風汗出，除皮中熱結，積聚蠱毒，白蟲寸白自出不止。久服令人陰痿。一名雷矢，一名雷實，赤者殺人。生石城山谷，及漢中土中，八月採根曝乾。

(1)聚：《新修》《大觀》《政和》木下卷14缺。

(2)痿：《集注》草木下卷5作萎。

(3)暴：《集注》《政和》作曝。

312 溲疏　味辛寒。主身皮膚中熱，除邪氣，止遺溺，可作浴湯。

苦，微寒，無毒。通利水道，除胃中熱，下氣。一名巨骨。生熊耳川谷及田野，故丘，墟地，四月採。

(1)疏：《大觀》《政和》木下卷14均作疏。

(2)熊：《集注》草木下卷5作掘。

(3)丘：《大觀》作丘《長編》木卷19作邱。

313 藥實根　味辛溫。主邪氣，諸痺疼酸，續絕傷，補骨髓。一名連木。

無毒。生蜀郡山谷，採無時。

(1)《長編》木卷20以藥實為正名。

(2)辛：《政和》木下卷14《長編》作墨書。

314 飛廉　味苦平。主骨節熱，脛重酸疼。久服令人身輕。一名飛
　　輕。

　　無毒。頭眩頂重，皮間邪風如蜂螫針刺，魚子細起，熱瘡，
　　癰疽，痔，濕痺，止風邪，欬嗽，下乳汁，益氣，明目不老
　　，可煮可乾。一名漏蘆，一名天薺，一名伏豬，一名伏兔，
　　一名飛雉，一名木禾。生河內川澤，正月採根，七月、八月
　　採花陰乾。

　　(1)飛：《集注》草木下卷5作蜚。
　　(2)一名飛輕：《集注》作墨書。
　　(3)針：《集注》《長編》隰草卷7作鍼。
　　(4)疽：《大觀》草上下卷7作疽。
　　(5)豬：《長編》作豬。

315 淫羊藿　味辛寒。主陰痿絕傷，莖中痛，利小便，益氣力，強
　　志。一名剛前。

　　無毒。堅筋骨，消瘰癧，赤癰，下部有瘡，洗出蟲，丈夫久
　　服，令人無子。生上郡 陽山山谷。

　　(1)無子：《新修》《大觀》草中上卷8作有子。

316 櫸樹皮　大寒。主時行頭痛，熱結在腸胃。

　　(1)櫸：《集注》草木下卷5正文及《新修》《大觀》《政和》木下卷14《長編》
　　　木卷18作欅，《長編》以欅樹為正名，
　　(2)腸：《集注》作傷。

317 釣藤　微寒，無毒。主小兒寒熱，十二驚癇。

318 虎掌　味苦溫。主心痛，寒熱結氣，積聚伏梁，傷筋痿拘緩，
　　利水道。

　　微寒，有大毒。除陰下濕，風眩。生漢中山谷及冤句，二月
　　、八月採陰乾。

　　(1)眩：《大觀》草下上卷10作眩。

319 莨菪子　味苦寒。主齒痛出蟲，內痺拘急，使人健行，見鬼。
　　多食令人狂走。久服輕身，走及奔馬，強志，益力，通神。
　　一名橫唐。

甘，有毒。療癲狂風癇，顛倒拘攣。一名行唐。生海濱川谷及雍州，五月採子。

(1)蒚子：《集注》草木下卷5目錄作蒚正文作莨子，《孫本》艸下卷3作蕩。《新修》《大觀》《政和》草下上卷10《長編》毒草卷14均作莨子。

(2)內：《長編》作肉。

(3)癇：《長編》作癎。

(4)《長編》以莨蓎為正名。

320 欒華　味苦寒。主目痛淚出，傷眥，消目腫。無毒。生漢中川谷，五月採。

321 杉材　微溫，無毒。主療漆瘡。

322 楠材　微溫，主霍亂吐下不止。

323 榧實　味甘，無毒。主五痔，去三蟲，蟲毒鬼疰。生永昌。

(1)疰：《集注》草木下卷5作注。

(2)東陽諸郡。食其子，療寸白蟲：《長編》果卷15增。

324 蔓椒　味苦溫。主風寒濕痺，瘲節疼，除四肢厥氣，膝痛，一名豕椒。無毒。一名猪椒，一名彘椒，一名狗椒。生雲中川谷及丘冢間，採莖根，煮釀酒。

(1)椒：《孫本》木下卷3目錄作茮。

(2)瘲：《長編》木卷18作歷。

(3)疼：《集注》草木下卷5增疼「痛」。

(4)肢：《集注》作支。

(5)猪：《長編》作豬。

(6)雲中川：《集注》增雲中「山」川。

(7)丘：《大觀》木下卷14作丘，《長編》作邱。

325 鉤樟根皮　主金創，止血。

(1)鉤：《大觀》《政和》木下卷14《長編》木卷18作釣，《長編》以釣樟正名。

(2)創：《新修》木下卷14《大觀》《政和》《長編》均作瘡。

326 薰草　味鹹平，無毒。主養心氣，除心溫溫辛痛，浸淫身熱，可作鹽。生淮南平澤，七月採。

(1)生淮南：《新修》有名無用，草木蟲鳥卷20增「花」生淮南

(2)《新修》新退品。

327 藎草　味苦平。主久欬，上氣，喘逆，久寒，驚悸，痂疥，白
禿，瘍氣，殺皮膚小蟲。
無毒，可以染黃作金色。生青衣川谷，九月、十月採。
(1)上氣：《長編》隰草卷9作止氣。
(2)無毒：《長編》作朱書。
(3)作金色：《長編》缺。

328 夏枯草，味苦，辛寒。主寒熱，瘰癧，鼠瘻，頭瘡，破癥，散
癭結氣，腳腫濕痺，輕身。一名夕句，一名乃東。
無毒。一名燕面。生蜀郡川谷，四月採。

329 戈共　味苦寒，無毒。主驚氣傷寒，腹痛羸瘦，皮中有邪氣，
手足寒無色。生益州山谷。
(1)戈：《集注》草木下卷5作弋，《新修》有名無用作新退品。

330 烏韭　味甘寒。主皮膚往來寒熱，利小腸膀胱氣。
無毒。療黃疸，金瘡內塞，補中益氣，好顏色。生山谷石上
。
(1)韭：《大觀》《政和》草下下卷11作韮，《新修》草下下卷11目錄作韮。

331 蚤休　味苦，微寒。主驚癇，搖頭弄舌，熱氣在腹中，癲疾，
癰瘡，陰蝕，下三蟲，去蛇毒。一名蚩休。
有毒。生山陽川谷及冤句。
(1)癇：《長編》毒草卷14作癎。
(2)癰：《新修》草下下卷11作瘍。
(3)蛇：《政和》草下下卷11作虵。

332 虎杖根　微溫。主通利月水，破留血，癥結。
(1)虎杖根：《政和》木中卷13目錄作虎杖缺根，正文全並自草部移木部，《長編
》隰草卷9亦缺根。

333 石長生　味鹹，微寒。主寒熱惡瘡，大熱，辟鬼氣不祥。一名
丹草。
苦，有毒。下三蟲。生咸陽山谷。

334 鼠尾草　味苦，微寒，無毒。主鼠瘻，寒熱，下痢，膿血不止
。白花者主白下，赤花者主赤下。一名䖀，一名陵翹。生平

澤中，四月採葉，七月採花陰乾。

(1)味苦，微寒：《長編》隰草卷9缺。

(2)瘻：《集注》草木下卷5作瘻。

(3)麨：《長編》作粗。

335 馬鞭草　主下部𧏾瘡。

336 馬勃　味辛平，無毒。主惡瘡，馬疥。一名馬疕。生園中久腐處。

(1)疕：《大觀》《政和》草下下卷11作疕。

337 雞腸草　主毒腫，止小便利。

338 蛇莓汁　大寒。主胷腹大熱不止。

(1)汁：《大觀》《政和》草下下卷11目錄缺。

(2)胷：《長編》蔓草卷10作胸，並以蛇莓為正名。

339 苧根　寒。主小兒赤丹，其漬苧汁療渴。

《唐本注》重引《別錄》曰：根安胎，貼熱丹毒腫有效，漚苧汁主消渴也。

(1)〔注〕：於《別錄》文外《唐本注》重引《別錄》之文。

(2)貼：《長編》隰草卷9作帖。

(3)有效：《長編》作有大效。

340 菰根　大寒。主腸胃痼熱，消渴，止小便利。

(1)痼：《新修》草下下卷11作固。

341 狼跋子　有小毒。主惡瘡蝸疥，殺蟲魚。

342 蒴藋　味酸溫，有毒。主風瘙癮，身痒濕痺，可作浴湯。一名菫草，一名芨。生田野，春夏採葉，秋冬採莖根。

(1)藋：《集注》草木下卷5正文作藋。

343 弓弩弦　主難產胞衣不出。

(1)衣：《集注》草木下卷5缺。

(2)弦：《大觀》草下下卷11作弦。

344 舂杵頭細糠　主卒噎。

345 敗蒲席　平。主筋溢惡瘡。

346 敗舩茹　平。主婦人崩中，吐痢血不止。
(1)舩：《新修》草下下卷11作船，《政和》草下下卷11作舡。

347 敗鼓皮　平。主中蠱毒。
(1)鼓：《新修》《政和》獸下卷18作皷。
(2)燒作灰水服：《新修》增。

348 敗天公　平。主鬼疰精魅。

349 半天河　微寒。主鬼疰狂邪氣，惡毒。

350 地漿　寒。主解中毒，煩悶。

351 屋遊　味甘寒。主浮熱在皮膚，往來寒熱，利小腸膀胱氣。生屋上陰處，八月、九月採。

352 牽牛子　味苦寒，有毒。主下氣，療腳滿水腫，除風毒，利小便。

353 姑活　味甘溫。主大風邪氣，濕痺寒痛。久服輕身，益壽耐老。一名冬葵子。
無毒。生河東川澤。
《唐本注》重引《別錄》曰：一名雞精也。
(1)《新修》有名無用草木虫鳥卷20新退品。
(2)川澤：《大觀》《政和》有名未用卷30缺。
(3)〔注〕：於《別錄》文外《唐本注》重引《別錄》之文，然此段文字為《長編》所略。

354 別覊　味苦，微溫。主風寒濕痺身重，四肢疼酸，寒邪歷節痛。
無毒。一名別枝，一名別騎，一名鱉覊。生藍田川谷，二月、八月採。
(1)《新修》有名無用草木虫鳥卷20新退品。
(2)肢：《集注》草木下卷5作支。
(3)鱉覊：《集注》作鱉覊。

355 牡蒿　味苦溫，無毒。主充肌膚，益氣，令人暴肥，不可久服，血脉滿盛。生田野，五月、八月採。
　　(1)《新修》有名無用草木虫鳥卷20新退品。
　　(2)《大觀》有名未用卷30新退品。
　　(3)脉：《長編》隰草卷9作脈。

356 石下長卿　味鹹平。主鬼疰精物，邪惡氣，殺百精蠱毒，老魅注易，亡走啼哭，悲傷恍惚。一名徐長卿。
　　有毒。生隴西池澤山谷。
　　(1)疰：《集注》草木下卷5作注。

357 屬舌　味辛，微溫，無毒。主霍亂腹痛，吐逆心煩。生水中，五月採曝乾。
　　(1)曝乾：《新修》有名無用卷20新退品，《大觀》《政和》有名未用卷30均缺。

358 練石草　味苦寒，無毒。主五　，破石淋，膀胱中結氣，利水道小便。生南陽川澤。

359 蘘草　味甘，苦寒，無毒。主溫瘧寒熱，酸嘶邪氣，辟不祥。生淮南山谷。
　　(1)甘：《集注》草木下卷5缺。

360 翹根　味甘，寒平。主下熱氣，益陰精，令人面悅好，明目。久服輕身耐老。
　　有小毒。以作蒸飲酒病人。生嵩高平澤，二月、八月採。
　　(1)翹根：《集注》草木下卷5正文及《新修》有名無用卷20新退品。

361 鼠姑　味苦，平寒，無毒。主欬逆上氣，寒熱鼠瘻，惡瘡邪氣。一名　。生丹水。

362 屈草　味苦。生胃脅下痛，邪氣腸間，寒熱陰痺。久服輕身，益氣耐老。
　　微寒，無毒。生漢中川澤，五月採。
　　(1)脅：《集注》草木下卷5作脇，《新修》有名無用卷20之新退品。
　　(2)腸：《集注》作腸。
　　(3)耐：《集注》作能。

363 淮木　味苦平。主久欬上氣，傷中虛贏，女子陰蝕，漏下赤白沃。一名百歲城中木。

無毒。補中益氣。生晉陽平澤。

(1)淮木：《集注》草木下卷5作朱書，《新修》草木虫鳥卷20有名無用新退品。

364 嬰桃　味辛平，無毒。主止洩腸澼，除熱調中，益脾氣，令人好色美志。一名牛桃，一名英豆。實大如麥多毛，四月採陰乾。

名醫別錄卷之二　草木部中下品二百十四種（終）

名醫別錄卷之三　蟲獸果菜米部有名無用　三百六十四種

蟲獸部上品二十八種　本經正品十五種　名醫副品十三種

龍骨　牛黃　麝香　人乳汁　髮髲　亂髮
頭垢　人屎　馬乳　牛乳　羊乳　酪蘇
熊脂　石蜜　蠟蜜　蜂子　白膠　阿膠
丹雄雞　白鵝膏　鶩肪　鴈肪　牡蠣　鯉魚膽
蠡魚　鮑魚　鮧魚　鱓魚

蟲獸部中品四十三種　本經正品二十八種　名醫副品十五種新附品一種

犀角　零羊角　羖羊角　牛角鰓　白馬莖　牡狗陰莖
鹿茸　麋骨　虎骨　豹肉　狸骨　兔頭骨
雉肉　鷹矢白　雀卵　鸛骨　雄鵲肉　伏翼
蝟皮　石龍子　露蜂房　樗雞　蚱蟬　白殭蠶
木蝱　蜚蝱　蜚蠊　桑螵蛸　䗪蟲　蠐螬
蛞蝓　水蛭　海蛤　魁蛤　石決明　秦龜
龜甲　鱉甲　鮀魚　烏賊魚骨　蟹　原蠶蛾
鰻鱺魚　△鮫魚皮

蟲獸部下品四十二種　本經正品二十三種　名醫副品十九種新附品一種

六畜毛蹄甲　麋脂　豚卵　鼹鼠　獺肝　狐陰莖
鷰矢　孔雀矢　鸕鷀矢　鴟頭　天鼠矢　蝦蟇
鼃　牡鼠　蚖蛇膽　蝮蛇膽　陵鯉甲　蜘蛛
蜻蛉　石蠶　蛇蛻　吳公　馬陸　蠸蝓
雀甕　彼子　鼠婦　螢火　衣魚　白頸蚯蚓
螻蛄　蜈蜋　斑苗　芫青　葛上亭長　地膽
馬刀　貝子　田中螺汁　蝸牛　蜣虹　鴆鳥毛
△珂

果部上品十種 本經正品五種 名醫副品五種

豆蔻　蒲陶　蓬蘽　覆盆子　大棗　藕實
雞頭實　芰實　栗　櫻桃

果部中品七種 本經正品一種 名醫副品六種

梅實　枇杷　柿　木瓜實　甘蔗　芋　烏芋

果部下品六種 本經正品二種 名醫副品四種

杏核人　桃核人　李核人　梨　樼　安石榴

菜部上品十二種 本經正品五種 名醫副品七種

白瓜子　白冬瓜　瓜蒂　冬葵子　莧實　苦菜
薺　蕪菁　菘　芥　苜蓿　荏子

菜部中品八種 本經正品三種 名醫副品五種

蓼實　葱實　韭　白蘘荷　蒸菜　蘇
水蘇　香薷

菜部下品八種 本經正品二種 名醫副品六種新附品一種

苦瓠　水靳　蓴　落葵　蘩蔞　蕺
葫　蒜　芸薹

米部上品三種 本經正品二種 名醫副品一種

胡麻　麻蕡　飴糖

米部中品十五種 本經正品二種 名醫副品十三種

大豆黃卷　赤小豆　豉　大麥　穬麥　小麥
青梁米　黃梁米　白梁米　粟米　丹黍米　蘖米
秫米　陳廩米　酒

米部下品九種　^{本經正品一種
名醫副品八種}

腐婢　藊豆　黍米　粳米　稻米　稷米
酢　醬　鹽

有名無用一百七十三種

玉石部二十六種

青玉　白玉髓　玉英　璧玉　合玉石　紫石華
白石華　黑石華　黃石華　厲石華　石肺
石肝　石脾　石腎　封石　陵石　碧石青
遂石　白肌石　龍石膏　五羽石　石流青
石流赤　石耆　紫加石　終石

草木部一百三十二種

玉伯　文石　曼諸石　山慈石　石濡　石芸
石劇　路石　曠石　敗石　越砥　金莖
夏臺　柒紫　鬼目　鬼蓋　馬顛　馬唐
馬逢　牛舌實　羊乳　羊實　犀洛　鹿良
菟棗　雀梅　雀翹　雞涅　相烏　鼠耳
蛇舌　龍常草　離樓草　神護草　黃護草
吳唐草　天雄草　雀醫草　木甘草　益決草
九熟草　兗草　酸草　異草　癰草　蒩草
莘草　勒草　英草華　吳葵華　封華　碘華
桃華　節華　徐李　新雉木　合新木　俳蒲木
遂陽木　學木核　木核　枸核　荻皮　桑莖實
滿陰實　可聚實　讓實　蕙實　青雌　白背
白女腸　白扇根　白給　白并　白辛　白昌

赤擧	赤涅	黃秫	徐黃	黃白支	紫藍
紫給	天蓼	地朕	地芩	地筋	地耳	土齒
燕齒	酸惡	酸赭	巴棘	巴朱	蜀格	纍根
苗根	參果根	黃辨	良達	對廬	墦藍
委虵	麻伯	王明	類鼻	師系	逐折	并舌
父陛根	索干	荊莖	鬼麗	竹付	秘惡
唐夷	知杖	葵松	河煎	區余	三葉
五母麻	疥栢	常更之生	救敀人者	丁公寄
城裏赤桂	城東腐木	芥	載	慶	腜

蟲部十五種

雄黃蟲	天社蟲	桑蠹蟲	石蠹蟲	行夜
蝸離	麋魚	丹戩	扁前	蚖類	蜚廲
梗雞	益符	地防	黃蟲	

蟲獸部上品二十八種 本經正品十五種 名醫副品十三種

365 **龍骨** 味甘平。主心腹鬼疰，精物老魅，欬逆，洩痢膿血，女子漏下，癥瘕堅結，小兒熱氣驚癇。

微寒，無毒。療心腹煩滿，四肢痿枯，汗出，夜臥自驚，恚怒，伏氣在心下，不得喘息，腸[1]內疽，陰蝕，止汗，縮小便溺血，養精神，定魂魄，安五藏。白龍骨療夢寐洩精，小便洩精。

(1)腸：《集注》獸虫上卷6作腸。

365-1 **齒** 主小兒大人驚癇癲疾，狂走心下結氣，不能喘息，諸痙，殺精物。久服輕身，通神明，延年。

小兒五驚十二癇，身熱不可近，大人骨間寒熱，又殺蠱毒。角主驚癇瘈瘲，身熱如火，腹中堅及熱洩。生晉地川谷及太山巖水岸土穴中死龍處，採無時。

(1)龍齒：諸書均附於龍骨條下。
(2)間：《政和》獸上卷16作閒。

366 **牛黃** 味苦平。主驚癇寒熱，熱盛狂痙，除邪逐鬼。

有小毒。療小兒百病，諸癇熱口不開，大人狂癲，又墮胎。久服輕身增年，令人不忘。生晉地平澤。生於牛，得之即陰乾百日，使時燥，無令見日月光。

(1)生於牛：《集注》獸虫上卷6《大觀》《政和》獸上卷16均缺生。

367 麝香　味辛溫。主辟惡氣，殺鬼精物，溫瘧蠱毒，癇痙，去三蟲。久服除邪，不夢寤魘寐。

　　無毒。療諸凶邪鬼氣，中惡心腹暴痛，脹急痞滿，風毒，婦人產難，墮胎，去面䵟，目中膚翳。通神仙。生中臺川谷及益州，雍州山中，春分取之，生者益良。

(1)去：《集注》獸虫上卷6作去。
(2)久服除邪，不夢寤魘寐：《集注》作墨書。
(3)翳：《大觀》獸上卷16作瞖。

368 人乳汁　主補五藏，令人肥白悅澤。

　　《唐本注》重引《別錄》曰：首生男，乳療目赤痛多淚，解馬肝、牛肉毒，合豉濃汁服之神效。又取和雀屎，去目赤努肉。

(1)〔注〕：於《別錄》文外《唐本注》重引《別錄》之文。

369 髮髲　味苦溫。主五　，關格不通，利小便水道，療小兒癇，大人痓，仍自還神化。

　　小寒，無毒。合雞子黃煎之，消為水，療小兒驚熱下。

(1)髮髲：《本經》人上卷1作髮髲。
(2)痓：《集注》獸虫上卷6作瘂。
(3)癇：《政和》作痼。
(4)熱下：《大觀》《政和》缺下。
(5)生平澤：《新修》增。

370 亂髮　微溫。主欬嗽，五淋，大小便不通，小兒驚癇，止血鼻衄，燒之吹內立已。

(1)癇：《政和》人卷15作癎。
(2)已：《新修》獸上卷15作止。

371 頭垢　主淋閉不通。

(1)閉：《集注》獸虫上卷6作閟。

372 人屎　寒。主療時行大熱，狂走，解諸毒，宜用絕乾者，擣末沸湯沃服之。

372-1 人溺　療寒熱，頭疼溫氣，童男者尤良。
(1)人溺：《集注》獸蟲上卷6《新修》獸上卷15附於人屎條下，《新修》人屎作人屎尿，《大觀》《政和》人卷15人溺則新分條。

372-2 溺白垽 療鼻衄，湯火灼瘡。東向圊廁溺坑中青泥 療喉痺，消癰腫，若已有膿即潰。
(1)垽：《新修》作垔。
(2)已：《新修》作己。

373 馬乳　止渴。

374 牛乳　微寒。補虛羸，止渴下氣。

375 羊乳　溫。補寒冷虛乏。

376 酪蘇　微寒。補五藏，利大腸，主口瘡。
(1)酪蘇：《新修》獸上卷15《大觀》《政和》獸上卷16作酥。

377 熊脂　味甘，微寒。主風痺不仁筋急，五藏腹中積聚，寒熱羸瘦，頭瘍白禿，面皯皰。久服強志，不飢輕身。
微溫，無毒。食飲吐嘔。長年。生雍州山谷，十一月取。

378 石蜜　味甘平。主心腹邪氣，諸驚癎痓，安五藏，諸不足，益氣補中，止痛解毒，除眾病，和百藥。久服強志輕身，不飢不老。一名百飴。
微溫，無毒。養脾氣，除心煩，食飲不下，止腸澼，肌中疼痛，口瘡，明耳目。延年神仙。生武都山谷，河源山谷及諸山石中，色白如膏者良。
(1)微溫，無毒：《政和》蟲魚上卷20作無毒微溫。
(2)藏：《集注》獸蟲上卷6作臟。

379 蠟蜜　味甘，微溫。止下痢膿血，補中續絕傷，金瘡，益氣，不飢耐老。
無毒。白蠟療久洩澼後重見白膿，補絕傷，利小兒。久服輕

身不飢。生武都山谷，生於蜜房木石間。

(1)蠟蜜：《孫本》虫魚上卷1《新修》虫魚上卷16《大觀》《政和》虫魚上卷
20作蜜蠟。

(2)間：《政和》作閒。

380 蜂子　味甘平。主風頭，除蠱毒，補虛羸，傷中。久服令人光
澤好顏色，不老。大黃蜂子主心腹脹滿痛。輕身益氣。土
子主癰腫。一名蜚零。
微寒，無毒。心腹痛，大人小兒腹中五蟲口吐出者，面目黃
。輕身益氣，乾嘔，嗌痛。生武都山谷。

(1)羸：《新修》虫魚上卷16作羸。

381 白膠　味甘平。主傷中勞絕，腰痛羸瘦，補中益氣，婦人血閉
無子，止痛安胎。久服輕身延年。一名鹿角膠。
溫，無毒。療吐血下血，崩中不止，四肢酸疼，多汗淋露，
折跌傷損。生雲中，煮鹿角作之。

(1)煮：《集注》獸虫上卷6《大觀》《政和》獸上卷16作煑。

(2)損：《大觀》作損。

(3)羸：《政和》作羸。

382 阿膠　味甘平。主心腹內崩，勞極洒洒如瘧狀，腰腹痛，四肢
酸疼，女子下血，安胎。久服輕身益氣。一名傅致膠。
微溫，無毒。丈夫小腹痛，虛勞羸瘦，陰氣不足，腳酸不能
久立，養肝氣。生東平郡，煮牛皮作之。出東阿。

(1)狀：《新修》獸上卷15作伏。

(2)羸：《大觀》獸上卷16作羸。

(3)煮：《大觀》《政和》作煑。

383 丹雄雞　味甘，微溫。主女人崩中漏下赤白沃，補虛溫中，止
血。通神殺毒，辟不祥。頭主殺鬼。肪主耳聾。
微寒，無毒。久傷乏瘡。東門上者尤良。

(1)通神殺毒，辟不祥：《新修》禽上卷15《大觀》作墨書。

(2)肪主耳聾：《新修》《大觀》作墨書。

(3)東門上者尤良：《新修》《大觀》作朱書。

383-1白雄雞肉　味酸，微溫。主下氣，療狂邪，安五藏，傷中消渴
。

383-2烏雄雞肉　微溫，主補中，止痛。膽　微寒，主療目不明，肌瘡。心　主五邪。血　主踒折骨痛及痿痺。腸　平，主遺尿。小便數，不禁。肝及左翅毛　主起陰。冠血　主乳難。肶胵裏黃皮　主洩利，微寒，小便利，遺溺，除熱止煩。屎白　主消渴，傷寒寒熱，微寒，破石淋及轉筋，利小便，止遺溺，滅瘢痕。

(1)腸平，主遺尿：《新修》《大觀》作墨書。尿《政和》作溺，《大觀》缺平。
(2)微寒：《新修》《大觀》作朱書。
(3) 石淋：《集注》獸虫上卷6作赤淋。

383-3黑雌雞　主風寒濕痺，五緩六急，安胎。血　無毒。主中惡腹痛及踒折骨痛，乳難。翮羽　主下血閉。

(1)黑雌雞　主風寒濕痺，五緩六急，安胎：《新修》作朱書。
(2)閉：《集注》作閟。

383-4黃雌雞　味酸，甘平。主傷中，消渴，小便數不禁，腸澼洩利，補益五藏，續絕傷，療傷，療勞，益氣。肋骨　主小兒羸瘦，食不生肌。

383-5雞子　主除熱火瘡，療癎痙，可作虎魄神物。
　　卵白　微寒。療目熱赤痛，除心下伏熱，止煩滿，欬逆，小兒下洩，婦人產難，胞衣不出，醯漬之一宿，療黃疸，破大煩熱。卵中白皮　主久欬結氣，得麻黃紫菀和服之立已。

383-6雞白蠹　能肥脂。生朝鮮平澤。

384　白鵝膏　主耳卒聾，以灌之。毛　主射工水毒。肉　平，利五藏。

385　鶩肪　味甘，無毒。主風虛寒熱。
　　白鴨屎名鴨通。主殺石藥毒，解結縛蓄熱。肉　補虛熱，和藏府，利水道。
　　《唐本注》重引《別錄》曰：鴨肪　主水腫。血　主解諸毒。肉　主小兒驚癎。頭　主水腫，通利小便，古方療水用鴨頭丸也。

(1)鴨通：《大觀》《政和》禽上卷19缺鴨作通。

(2)府：《大觀》《政和》作腑。

(3)〔注〕：於《別錄》文外《唐本注》重引《別錄》之文。

386 鴈肪　味甘平。主風攣拘急偏枯。氣不通利。久服益氣不飢，
　　輕身耐老。一名鶩肪。
　　無毒。長毛髮鬚眉。生江南池澤，取無時。
　　《唐本注》重引《別錄》曰：雁喉下白毛　療小兒癎有效。
　　夫雁為陽鳥，冬則南翔，夏則北，但時當春夏則孳育於北，
　　豈謂北人不食之乎。然雁與燕相反，燕來則雁往，燕往則雁
　　來，故禮云：秋鴻雁來，春玄鳥至矣。
　　(1)拘：《集注》作拘。
　　(2)無毒：《集注》獸虫上卷6作朱書。
　　(3)江南：《新修》禽上卷15作南海。
　　(4)〔注〕：於《別錄》文外《唐本注》重引《別錄》之文。

387 牡蠣　味鹹平。主傷寒寒熱，溫瘧洒洒驚恚怒氣，除拘緩，鼠
　　瘻，女子帶下赤白。久服強骨節，殺邪鬼延年。一名蠣蛤。
　　微寒，無毒。除留熱在關節榮衛，虛熱去來不定，煩滿，止
　　汗，心痛氣結，止渴，除老血，澀大小腸，止大小便，療洩
　　精，喉痺欬嗽，心脅下痞熱。一名牡蛤。生東海池澤，採無
　　時。
　　(1)腸：《集注》獸虫上卷6作腸。
　　(2)池：《新修》虫魚上卷16作地。

388 鯉魚膽　味苦寒。主目熱赤痛，青盲明目。久服強悍，益志氣
　　。
　　無毒。肉　味甘。主欬逆上氣，黃疸，止渴。生者主水腫，
　　腳滿下氣。骨　主女子帶下赤白。齒　主石淋。生九江池澤
　　，取無時。
　　(1)膽：《集注》獸虫上卷6目錄缺。

389 蠡魚　味甘寒。主濕痺，面目浮腫，下大水。一名鮦魚。
　　無毒。療五痔有瘡者，不可食。令人癜白。生九江池澤，取
　　無時。
　　《唐本注》重引《別錄》曰：腸及肝主久敗瘡中蟲，諸魚灰
　　並主哽咽。

(1)〔注〕：於《別錄》文外《唐本注》重引《別錄》之文。

390 鮑魚　味辛，臭溫，無毒。主墜墮，骹蹙跛折，瘀血，血痺在四肢不散者，女子崩中血不止，勿令中鹹。

391 鮧魚　味甘，無毒。主百病。

392 鱧魚　味甘，大溫，無毒。主補中益血，療瘄脣，五月五日取頭骨燒之，止痢。
《唐本注》重引《別錄》曰：乾鱧頭主消渴，食不消，去冷氣，除痞疹，其穿魚繩，主竹木屑入目不出，穿鮑魚繩，亦主瞇目去刺，煮汁洗之大良也。
(1)〔注〕：於《別錄》文外《唐本注》重引《別錄》之文。

蟲獸部中品四十三種 本經正品二十八種
名醫副品十五種新附品一種

393 犀角　味苦寒。主百毒蠱疰，邪鬼瘴氣，殺鉤吻鴆羽蛇毒，除邪，不迷惑魘寐。久服輕身。
酸鹹，微寒，無毒。療傷寒，溫疫，頭痛，寒熱諸毒氣。駿健。生永昌山谷及益州。

394 零羊角　味鹹寒。主明目益氣，起陰，去惡血注下，辟蠱毒，惡鬼不祥安心氣，常不魘寐。
苦，微寒，無毒。療傷寒時氣，寒熱熱在肌膚，溫風注毒，伏在骨間，除邪氣驚夢，狂越僻謬及食噎不通。久服強筋骨輕身，起陰，益氣，利丈夫。生石城山川谷及華陰山，採無時。
(1)零：《新修》獸中卷15《大觀》《政和》獸中卷17作羚。
(2)寒熱：《集注》獸虫中卷6缺熱。
(3)間：《政和》作閒。
(4)久服強筋骨，輕身：《新修》《大觀》作朱書。

395 羖羊角　味鹹溫。主青盲明目，殺疥蟲，止寒洩，辟惡鬼虎狼，止驚悸。久服安心，益氣輕身。
苦，微寒，無毒。療百節中結氣，風頭痛及蠱毒，吐血，婦

人產後餘痛。燒之殺鬼魅，辟虎狼。生河西川谷，取無時，勿使中濕，濕即有毒。羊髓　味甘溫，無毒，主男女傷中，陰氣不足，利血脉，益經氣，以酒服之。青羊膽　主青盲明目。羊肺　補肺，主欬嗽。羊心　止憂恚膈氣。羊腎　補腎氣，益精髓。羊齒　主小兒羊癇寒熱，三月三日取之。羊肉　味甘，大熱，無毒，主緩中，字乳餘疾及頭腦大風，汗出虛勞，寒冷，補中益氣，安心止驚。羊骨　熱，主虛勞寒中羸瘦。羊屎　燔之，主小兒洩痢，腸鳴驚癇。

(1)脉：《新修》獸中卷15作脈。

(2)羊癇：《新修》作痒癇。

(3)痢：《集注》獸虫中卷6作利。

396 牛角䚡　下閉血，瘀血疼痛，女人帶下下血。髓補中，填骨髓。久服增年，膽可丸藥。

燔之，味苦，無毒。水牛角　療時氣，寒熱頭痛。髓　味甘溫，無毒，主安五藏，平三焦，溫骨髓，補中，續絕傷，益氣，止洩利消渴，以酒服之。膽　味苦，大寒，除心腹熱，渴利，口焦燥，益目精。

心　主虛忘。肝　主明目。腎　主補腎氣，益精。齒　主小兒牛癇。肉　味鹹平，無毒，主消渴，止吐洩，安中益氣，養脾胃，自死者不良。屎　寒，主水腫，惡氣，用塗門戶，著壁者燔之，主鼠瘻惡瘡。黃犍牛烏牯牛溺　主水腫，腹脹腳滿，利小便。

《唐本注》重引《別錄》曰：牛鼻中木卷療小兒癇。草卷燒灰療小兒鼻下瘡。耳中垢療蛇傷惡載毒。臍中毛療小兒久不行。白牛懸蹄療婦人崩中漏下赤白。屎主霍亂。屎中大豆療小兒癇，孕婦產難。特牛莖療婦人漏下赤白無子。烏牛膽主明目，療疳濕，以釀槐子服之彌佳。腦主消渴，風眩。齒主小兒驚癇。屎主消渴黃疸，水腫腳氣，小便不通也。

(1)疼痛：《新修》獸中卷15缺。

(2)下下：《大觀》《政和》獸中卷17缺下作「帶下血」。

(3)〔注〕：於《別錄》文外《唐本注》重引《別錄》之文。

397 白馬莖　味鹹平。主傷中脉絕，陰不起，強志益氣，長肌肉肥健，生子。眼　主驚癇，腹滿瘧疾。懸蹄　主驚癇瘈瘲，乳

難，辟惡氣鬼毒，蠱注不祥。

甘，無毒。小兒驚癇，陰乾百日。當熬用之。止衂血內漏，齲齒。生雲中平澤。

白馬蹄療婦人漏下白崩。赤馬蹄療婦人赤崩，並溫。齒主小兒驚癇。鬐頭膏主生髮。鬐毛主女子崩中赤白。心主喜忘。肺主寒熱，小兒莖痿。肉味辛，苦冷，主熱下氣，長筋，強腰脊壯健，強志，輕身不飢。腑療寒熱，痿痺。屎名馬通，微溫。主婦人崩中，止渴及吐，下血鼻衂，金創止血。頭骨主喜眠，令人不睡。溺味辛，微寒。主消渴，破癥堅積聚，男子伏梁積疝，婦人瘕疾，銅器承飲之。

《唐本注》重引《別錄》曰：白馬毛療小兒驚癇。白馬眼療小兒魅母帶之。屎中粟療金瘡，小兒客忤，寒熱不能食。馬銜主產難小兒母毒驚癇。絆繩主小兒癇，並煮汁洗之。

(1)脉：《新修》獸中卷15作脈。
(2)腹滿瘕疾：《集注》獸虫中卷6缺。
(3)癇：《政和》獸中卷17作邪。
(4)注：《新修》《大觀》《政和》作疰。
(5)熬：《新修》《大觀》《政和》作殺。
(6)漏：《大觀》《政和》獸中卷17作瘻。
(7)婦人：《集注》缺。
(8)並溫：《大觀》《政和》缺。
(9)驚：《新修》《大觀》作馬。
(10)辛：《新修》缺。
(11)強志：《新修》作強意利志。
(12)及：《集注》作利。
(13)創：《新修》作瘡。
(14)不：《集注》缺。
(15)〔注〕：於《別錄》文外《唐本注》重引《別錄》之文。

398 牡狗陰莖 味鹹平。主傷中，陰痿不起，令強熱大，生子，除女子帶下十二疾。一名狗精。膽主明目。

無毒。六月上伏，取陰乾百日。痂瘍惡瘡，生平澤。心主憂恚氣，除邪。腦主頭風痺痛，療下部䘌瘡，鼻中息肉。齒主癲癇寒熱，卒風沸，伏日取之。頭骨療金瘡止血。四腳蹄煮飲之，下乳汁。白狗血味鹹，無毒。主癲疾發作。肉味鹹，酸溫。主安五藏，補絕傷，輕身益氣。屎中骨主寒熱，小兒驚癇。

《唐本注》重引《別錄》曰：狗骨灰療下痢，生肌傅馬瘡。
烏狗血主產難橫生，血上搶心者。下頷骨主小兒諸癇。陰卵
主婦人十二疾，為灰服之。毛主產難。白狗矢主丁瘡。水絞
之服，主諸毒不可入口者。

(1)膽主明目：《新修》獸中卷15《大觀》獸中卷17作墨書。
(2)生平澤：《新修》《大觀》《政和》均缺。
(3)沸：《新修》《大觀》《政和》獸中卷17作痱。
(4)瘡：《集注》獸蟲中卷6作創。
(5)〔注〕：於《別錄》文外《唐本注》重引《別錄》之文。

399 鹿茸　味甘溫。主漏下惡血，寒熱驚癇，益氣強志，生齒不老
　。

　　酸，微溫，無毒。療虛勞，洒洒如瘧，羸瘦，四肢酸疼，腰
脊痛，小便利，洩精，溺血，破留血在腹，散石淋癰腫，骨
中熱疽癢。骨安胎下氣，殺鬼精物，不可近陰令痿。久服耐
老，四月五月解角時，取陰乾使時燥。

399-1 角　主惡瘡癰腫，逐邪惡氣，留血在陰中。
　　味鹹　無毒。除小腹血急痛，腰脊痛，折傷惡血，益氣，七
月取。　髓　味甘溫。主丈夫女子傷中，絕脉筋急痛，欬逆，
以酒和服之良。　腎　平，主補腎氣。肉　溫，補中，強五藏
，益氣力。生者療口僻，割薄之。

(1)脉：《新修》獸中卷15作脈。
(2)割：《集注》獸虫中卷6作剉。

400 麢骨　微溫。主虛損洩精。肉　溫。補益五藏。髓　益氣力，
悅澤人面。

401 虎骨　主除邪惡氣，殺鬼疰毒，止驚悸，主惡瘡鼠瘻，頭骨尤
良。膏　主狗囓瘡。爪　辟惡魅。肉　主惡心欲嘔，益氣力
　。

　　《唐本注》重引《別錄》曰：屎療惡瘡。其眼睛療癲。其屎
中骨為灰療火瘡。牙療丈夫陰頭瘡及疽瘻。鼻主癲疾，小兒
驚癇也。

(1)膏主：《集注》獸虫中卷6主作療。
(2)肉主：《新修》獸中卷15主作療。

402 豹肉　味酸平，無毒。主安五藏，補絕傷，輕身益氣。久服利人。

403 狸骨　味甘溫，無毒。主風注尸注鬼注，毒氣在皮中，淫躍如針刺者，心腹痛，走無常處及鼠瘻惡瘡，頭骨尤良。肉亦療諸注。陰莖主月水不通，男子陰頹，燒之，以東流水服之。
　　(1)注：《新修》獸中卷15《大觀》《政和》獸中卷17作疰。
　　(2)亦：《大觀》《政和》缺。

404 兔頭骨　平，無毒。主頭眩痛，癲疾。骨主熱中，消渴。腦主凍瘡。肝主目暗。肉　味辛平，無毒。主補中益氣。
　　(1)眩：《大觀》獸中卷17作眩。
　　(2)暗：《集注》獸虫中卷6作闇。

405 雉肉　味酸，微寒，無毒。補中益氣力，止洩痢，除蟻瘻？。

406 鷹矢白　主傷撻滅瘢。
　　(1)矢：《集注》虫獸中卷6正文，《新修》禽中卷15，《大觀》《政和》禽中卷19作屎。

407 雀卵　味酸溫，無毒。主下氣，男子陰痿不起，強之令熱，多精有子。腦主耳聾。頭血主雀盲。雄雀屎療目痛，決癰癤，女子帶下，溺不利，除疝瘕，五月取之良。
　　《唐本注》重引《別錄》曰：雀屎和首生男子乳，如薄泥，點目中弩肉赤脉，貫上瞳子上者即消，神效。以蜜和為丸，酒飲服，主癥癖久痼，冷病。或和少乾薑服之，大肥悅人。

408 鸛骨　味甘，無毒。主鬼蠱諸注毒。五尸心腹疾。
　　(1)注：《新修》禽中卷15《大觀》《政和》禽下卷19作疰。

409 雄鵲肉　味甘寒，無毒。主石淋，消結熱，可燒作灰，以石投中散解者，是雄也。
　　(1)肉：《集注》虫獸中卷6《大觀》《政和》禽下卷19目錄無肉，正文有。
　　(2)作：《新修》缺。
　　(3)散：《集注》缺。

410 伏翼　味鹹平。主目瞑，明目，夜視有精光。久服令人喜樂，

媚好無憂。一名蝙蝠。生太山川谷。

無毒。痒痛，療淋，利水道。及人家屋間，立夏後採陰乾。

(1)痒：《新修》虫魚中卷16作癢。

(2)療：《新修》缺。

(3)間：《政和》禽中卷19作閒。

411 蝟皮　味苦平。主五痔陰蝕，下血赤白五色，血汁不止，陰腫
痛，引腰背，酒煮殺之。

無毒。又療腹痛疝積，亦燒為灰，酒服之。生楚山川谷田野
，取無時，勿使中濕。

(1)煮：《大觀》虫魚中卷21作煑。

(2)積：《新修》虫魚中卷16作癩。

(3)亦：《集注》虫獸中卷6缺。

412 石龍子　味鹹寒。主五癃邪結氣，破石淋下血，利小便水道。
一名蜥蜴。

有小毒。一名山龍子，一名守宮，一名石蜴。生平陽川谷及
荊山山石間，五月取著石上令乾。

(1)癃：《大觀》虫魚中卷21作癃。

(2)利：《新修》虫魚中卷16增。

(3)石：《新修》作厂。

(4)間：《政和》虫魚中卷21作閒。

413 露蜂房　味苦平。主驚癇瘈瘲，寒熱邪氣，癲疾，鬼精蠱毒，
腸痔，火熱之良。一名蜂腸。

鹹，無毒。又療蜂毒毒腫。一名百穿，一名蜂勤。生牂牁山
谷，七月七日採陰乾。

《唐本注》重引《別錄》曰：亂髮蛇皮三味合燒灰，酒服方
寸匕，日三，主諸惡疽附骨，癰根在藏府，歷節腫，出丁腫
，惡脉諸毒皆差。又水煮露蜂房一服五合汁，下乳石熱毒壅
悶服之，小便中即下石末大效。灰之酒服主陰痿，水煮洗狐
尿刺瘡，服之療上氣，赤白痢遺尿失禁也。

(1)〔注〕：於《別錄》文外《唐本注》重引《別錄》之文。

414 樗雞　味苦平。主心腹邪氣，陰痿益精，強志，生子，好色，
補中輕身。

有小毒。又療腰痛，下氣，強陰多精，不可近目。生河內川

谷樗樹上，七月採暴乾。

415 蚱蟬　味鹹寒。主小兒驚癇夜啼，癲病寒熱。生楊柳上。
　　　甘，無毒。驚悸，婦人乳難，胞衣不出，又墮胎。五月採，
　　　蒸乾之，勿令蠹。
　　　《唐本注》重引《別錄》曰：殼名枯蟬，一名伏蜻。主小兒
　　　癇，女人生子不出，灰服之，主久痢，又云蚱者鳴蟬也。主
　　　小兒癇，絕不能言，今云啞蟬，啞蟬則雌蟬也。極乖體，用
　　　按諸蟲獸以雄者為良也。
　　　(1)蚱：《孫本》虫魚中卷2作蚱。
　　　(2)味鹹寒之「寒」：《新修》虫魚中卷16《大觀》虫魚中卷21作墨書。
　　　(3)〔注〕：於《別錄》文外《唐本注》重引《別錄》之文。

416 白彊蠶　味鹹。主小兒驚癇夜啼，去三蟲，滅黑䵟，令人面色
　　　好，男子陰瘍病。
　　　辛平，無毒。女子崩中赤白，產後餘痛，滅諸瘡瘢痕。生潁
　　　川平澤，四月取自死者，勿令中濕，濕有毒，不可用。
　　　《唐本注》重引《別錄》曰：末之封丁腫，根當自出極效，
　　　此白彊死蠶皆白色，陶云似有鹽度，此誤矣。
　　　(1)彊：《孫本》虫魚中卷2作僵，《大觀》《政和》虫魚中卷21作殭。
　　　(2)蠶：《新修》虫魚中卷16作蚕。
　　　(3)令：《集注》獸中卷6缺。
　　　(4)平：《集注》虫作朱書。
　　　(5)痛：《新修》作病。
　　　(6)潁：《新修》《大觀》作穎。
　　　(7)中：《新修》增。
　　　(8)〔注〕：於《別錄》文外《唐本注》重引《別錄》之文。

417 木䖟　味苦平。主目赤痛，眥傷淚出，瘀血血閉，寒熱酸慚，
　　　無子。一名魂常。
　　　有毒。生漢中川澤，五月取。
　　　(1)閉：《集注》虫獸中卷6作閇。

418 蜚䖟　味苦，微寒。主逐瘀血，破下血，積堅痞，癥瘕寒熱，
　　　通利血脉及九竅。
　　　有毒。女子月水不通，積聚，除賊血在胷腹五藏者及喉痺結
　　　塞。生江夏川谷，五月取腹有血者良。

(1)脉：《集注》虫獸中卷6《新修》虫魚中卷16均作脈。
(2)胷：《新修》作胸。
(3)通：《集注》缺。

419 蜚蠊　味鹹寒。主血瘀，癥堅寒熱，破積聚，喉咽痹，內寒，
　　　無子。
　　　有毒。通利血脉，生晉陽川澤及人家屋間，立秋採。
　　　《唐本注》重引《別錄》曰：形似蠶蛾，腹下赤，二月、八
　　　月採此，即南人謂之滑蟲者也。
(1)痹：《政和》虫魚中卷21作閉。
(2)脉：《新修》虫魚中卷16作脈。
(3)間：《政和》作閒。
(4)〔注〕：於《別錄》文外《唐本注》重引《別錄》之文。

420 桑螵蛸　味鹹平。主傷中疝瘕，陰痿益精生子，女子血閉腰痛
　　　，通五淋，利小便水道。一名蝕肬。生桑枝上。採蒸之。
　　　甘，無毒。又療男子虛損，五藏氣微，夢寐失精遺溺。久服
　　　益氣養神。螳蜋子也。二月、三月。當火炙不爾令人洩。
(1)閉：《集注》虫獸中卷6作閒。
(2)損：《集注》及《政和》虫魚上卷20均作損。.

421 䗪蟲　味鹹寒。主心腹寒熱洗洗，血積癥瘕，破堅下血閉病，
　　　生子大良。一名地鱉。
　　　有毒。一名土鱉。生河東川澤及沙中人家牆壁下土濕處，十
　　　月暴乾。
(1)閉：《集注》虫獸中卷6作閒。
(2)牆：《新修》虫魚中卷16作墙。
(3)十月：《大觀》虫魚中卷21增作十月取。

422 蠐螬　味鹹，微溫。主惡血血瘀，痹氣破折，血在脅下，堅滿
　　　痛，月閉，目中淫膚，青翳白膜。一名蟦蠐。
　　　微寒，有毒。療吐血在胷腹不去及破骨踒折，血結金創內塞
　　　，產後中寒，下乳汁。一名聖齊，一名勃齊。生河內平澤及
　　　人家積糞草中，取無時，反行者良。
(1)閉：《集注》虫獸中卷6作閒。
(2)翳：《大觀》《政和》虫魚中卷21作瞖。
(3)胷：《新修》虫魚中卷16作胸。

(4)創：《新修》《大觀》作瘡。

(5)聖：《新修》作蜸。

423 蛞蝓　味鹹寒。主賊風喎僻，軼筋及脫肛，驚癇攣縮。一名陵
蠡。
無毒。一名土蝸，一名附蝸。生<u>太山</u>池澤及陰地沙石垣下，
八月取。
(1)僻：《新修》虫魚中卷16作賊。

424 水蛭　味鹹平。主逐惡血瘀血，月閉破血瘕，積聚，無子，利
水道。
苦，微寒，有毒。又墮胎。一名蚑，一名至掌。生<u>雷澤</u>池澤
，五月、六月採暴乾。
(1)閉：《集注》虫獸中卷6作閟。
(2)又：《新修》虫魚中卷16作及。

425 海蛤　味苦平。主欬逆上氣，喘息煩滿，胷痛寒熱。一名魁蛤
。
鹹，無毒。療陰痿。生<u>東海</u>。

425-1 文蛤　主惡瘡，蝕五痔。
味鹹平，無毒。欬逆胷痹，腰痛脅急，鼠瘻大孔出血，崩中
漏下。生<u>東海</u>，表有文，取無時。
(1)文蛤：《集注》虫獸中卷6目錄將文蛤附於海蛤，但正文則列魁蛤之後，《新修
》以下諸書則新立條。

426 魁蛤　味甘平，無毒。主痿痹，洩痢便膿血。一名魁陸，一名活
東。生<u>東海</u>，正圓兩頭空，表有文，取無時。

427 石決明　味鹹平，無毒。主目障，瞖痛青盲。久服益精輕身。
生<u>南海</u>。
(1)瞖：《新修》虫魚上卷16作翳。

428 秦龜　味苦，無毒。主除濕痹身重，四肢關節不可動搖。生山之
陰土中，二月、八月取。

429 龜甲　味鹹平。主漏下赤白，破癥瘕，痎瘧，五痔陰蝕，濕痹

，四肢重弱，小兒顖不合。久服輕身不飢。一名神屋。

甘，有毒。頭瘡難燥，女子陰瘡及驚恚氣，心腹痛不可久立，骨中寒熱，傷寒勞復或肢體寒熱欲死，以作湯良。益氣資智，亦使人能食。生南海池澤及湖水中，採無時，勿令中濕，中濕有毒。

430 鱉甲 味鹹平。主心腹癥瘕，積聚寒熱，去痞，息肉陰蝕，痔惡肉。
無毒。療溫瘧血瘕腰痛，小兒脅下堅。肉味甘。主傷中益氣，補不足。生丹陽池澤，取無時。

431 鮀魚甲 味辛，微溫，主心腹癥瘕，伏堅積聚寒熱，女子崩中下血五色。小腹陰中相引痛，瘡疥死肌。
有毒。五邪涕泣時驚，腰中重痛，小兒氣癃[1]，皆[2]潰。
肉主少氣吸吸，足不立地。生南海池澤，取無時。
(1)癃：《集注》虫獸中卷6《大觀》《政和》虫魚中卷21作癉。
(2)皆：《新修》虫魚中卷16作皆。

432 烏賊魚骨 味鹹，微溫。主女子漏下赤白，經汁血閉[1]，陰蝕腫痛，寒熱，癥瘕無子。
無毒。驚氣入腹，腹痛環臍，陰中寒腫，令人有子，又止瘡多膿汁不燥。肉味酸平。主益氣強志。生東海池澤，取無時。
(1)閉：《集注》虫獸中卷6作悶。

433 蟹 味鹹寒。主胷[2]中邪氣熱結痛，喎僻面腫，敗漆，燒之致鼠[1]。
有毒。解結散血，愈漆瘡，養筋益氣。爪主破胞墮胎。生伊洛池澤諸水中，取無時。
(1)寒：《新修》虫魚中卷16《大觀》虫魚中卷21作墨書。
(2)胷：《新修》作胸。

434 原蠶蛾 雄者有小毒。主益精氣，強陰道，交接不倦，亦止精。
屎溫，無毒。主腸鳴，熱中消渴，風痺癮癢[1]。
(1)原蠶蛾：《集注》虫獸中卷6目錄「原」作「螈」，《新修》虫魚中卷16「蠶蛾」作「蠶蛾」。

(2)瘑：《新修》作疹。

435 鰻鱺魚　味甘，有毒。主五痔瘡瘻，殺諸蟲。

435-1△鮫魚皮　新附品證類所引海藥引自《別錄》曰：生南海。味甘鹹，無毒。主心氣，鬼疰，蠱毒，吐血。皮上有真珠斑。

蟲獸部下品四十二種 本經正品二十三種 名醫副品十九種

436 六畜毛蹄甲　味鹹平。主鬼疰蠱毒，寒熱驚癇癲痓，狂走，駱駝毛尤良。
有毒。
(1)癲痓：《集注》虫獸下卷6作痓癲疾。

436-1鼺鼠　主墮胎，令產易。
生山都平谷。
(1)鼺鼠：《集注》虫獸下卷6附於六畜毛蹄甲下。《孫本》獸下卷3新分條鼺作鸓以下諸書亦新分條。
(2)令產易：《集注》作生乳易。

437 麋脂 味辛溫。主癰腫惡瘡死肌，寒風濕痺，四肢拘緩不收，風頭腫氣，通腠理。一名宮脂。
無毒。柔皮膚，不可近陰，令痿。角　味甘，無毒。主痺止血，益氣力。生南山山谷及淮海邊澤中，十月取。
(1)角：《新修》獸下卷15增。
(2)澤中：《大觀》《政和》獸下卷18缺。

438 豚卵　味甘溫。主驚癇癲疾，鬼注蠱毒，除寒熱賁豚五癃，邪氣攣縮。一名豚顛。
豬懸蹄　主五痔伏熱在腸，腸癰內蝕。
無毒。陰乾藏之，勿令敗。豬四足小寒。療傷撻諸敗瘡，下乳汁。心主驚邪憂恚。腎冷，和理腎氣，通利膀胱。膽療傷寒熱渴。肚主補中益氣，止渴利。齒主小兒驚癇，五月五日取。鬐膏主生髮。肪膏主煎諸脉藥，解斑貓芫青毒。豭豬肉味酸冷。療狂病。凡豬肉味苦。主閉血脈，弱筋骨，虛人肌，不可久食，病人金創者尤甚。豬屎主寒熱，黃疸濕痺。

《唐本注》重引《別錄》曰：豬耳中垢療蛇傷。豬腦主風眩腦鳴及凍瘡。血主賁豚暴氣，中風頭眩，淋瀝。乳汁療小兒驚癇病。乳頭亦主小兒驚癇及鬼毒去來寒熱，五瘻。五藏主小兒驚癇發汗。十二月上亥日，取肪脂內新瓦器中埋亥地百日，主癰疽，名腤脂，方家用之，又一升脂著雞子白十四枚更良。

(1)注：《新修》獸下卷15《大觀》《政和》獸下卷18作疰。
(2)豬懸蹄：《大觀》《政和》缺豬。
(3)和：《集注》虫獸下卷6作利。
(4)通利：《集注》缺利。
(5)肚主：《集注》缺主　。
(6)脉：《集注》作脈。
(7)閉：《集注》作閟。
(8)創：《新修》《大觀》《政和》作瘡。
(9)〔注〕：於《別錄》文外《唐本注》重引《別錄》之文。
(10)瘻：《集注》《大觀》《政和》作瘻。

439 鼹鼠　味鹹，無毒。主癰疽諸瘻，蝕惡瘡，陰䘌爛瘡，在土中行，五月取，令乾燔之。

440 獺肝　味甘，有毒。主鬼注蠱毒，卻魚鯁鯁，止久嗽燒服之。
　　肉　療疫氣溫病及牛馬時行病，煮矢灌之，亦良。
　　《唐本注》重引《別錄》曰：獺四足主手足皮皴裂。
(1)注：《新修》獸下卷15《大觀》《政和》獸下卷18均作疰。
(2)臊：《新修》缺。
(3)煮：《大觀》《政和》作煑。
(4)矢：《新修》《大觀》《政和》作屎。
(5)〔注〕：於《別錄》文外《唐本注》重引《別錄》之文。

441 狐陰莖　味甘，有毒。主女子絕產陰痒，小兒陰穨卵腫。五藏及腸　味苦，微寒，有毒。主蠱毒寒熱，小兒驚癇。雄狐屎燒之辟惡，在木石上者是。
(1)穨：《大觀》《政和》獸下卷18作癩。

442 鷰矢　味苦平。主蠱毒鬼注，逐不祥邪氣，破五癃，利小便。有毒。<u>生高山平谷</u>。
　　《唐本注》重引《別錄》曰：<u>胡</u>燕卵主水浮腫。肉出痔蟲，<u>越</u>燕屎亦療痔，殺蟲，去目翳。

(1)鷰矢：《新修》禽下卷15作燕屎，《大觀》《政和》禽中卷19矢作屎。
(2)注：《新修》《大觀》《政和》作疰。
(3)瘻：《集注》虫獸下卷6《大觀》《政和》作癰。
(4)〔注〕：於《別錄》文外《唐本注》重引《別錄》之文。

443 孔雀矢　微寒。主女子帶下，小便不利。

(1)矢：《新修》禽下卷15《大觀》《政和》禽下卷15作屎，《大觀》《新修》目錄缺屎。

444 鸕鶿矢　一名蜀水華。去面黑䵟黶誌。頭　微寒。主哽及噎，燒服之。

(1)矢：《新修》禽下卷15《大觀》《政和》禽下卷19作屎。
(2)華：《大觀》《政和》作花。
(3)哽：《新修》《大觀》《政和》作鯁。

445 鴟頭　味鹹平，無毒。主頭風眩，顛倒癎疾。

(1)鴟：《新修》禽下卷15《大觀》《政和》禽下卷19作鵄。
(2)眩：《大觀》作眴。

446 天鼠矢　味辛寒。主面癰腫，皮膚洗洗時痛，腹中血氣，破寒熱積聚，除驚悸。

無毒，去面黑䵟。一名鼠法，一名石肝。生合浦山谷，十月、十二月取。

(1)矢：《集注》虫獸下卷6原文漏列後補於補遺處，《新修》虫魚中卷16《大觀》《政和》虫魚中卷21作屎。
(2)一名鼠法，一名石肝：《政和》作朱書。

447 蝦蟇　味辛寒。主邪氣，破癥堅，血癰腫，陰瘡。服之不患熱病。

有毒。療陰蝕疽癘惡瘡，猘犬傷瘡，能合玉石，一名蟾蜍，一名䗇，一名去甫，一名苦蠪。生江湖池澤，五月五日取陰乾，東行者良。

《唐本注》重引《別錄》曰：腦主明目，療青盲也。

(1)蟇：本經下卷4孫本虫魚下卷3作蟆。
(2)一名去甫：《新修》虫魚下卷16作又一名去甫。
(3)〔注〕：於《別錄》文外《唐本注》重引《別錄》之文。

448 鼃　味甘寒，無毒。主小兒赤氣肌瘡，臍傷止痛，氣不足。一

名長股。生水中，取無時。

449 牡鼠　微溫，無毒。療踒折，續筋骨，擣傅之，三日一易，四
　　　足及尾　主婦人墮胎易出。肉　熱，無毒。主小兒哺露大腹
　　　，炙食之。糞　微寒，無毒。主小兒癇疾，大腹時行勞復。
　　　(1)出：《新修》虫魚下卷16作產。
　　　(2)哺：《新修》作痛。
　　　(3)癇：《政和》虫下卷22作癇。

450 蚺蛇膽　味甘，苦寒，有小毒。主心腹䘌痛，下部䘌瘡，目腫
　　　痛。膏　平，有小毒。主皮膚風毒，婦人產後腹痛餘疾。

451 蝮虵膽　味苦，微寒，有毒。主䘌瘡。肉釀作酒，療癩疾，諸
　　　瘻心腹痛，下結氣，除蠱毒。其腹中吞鼠，有小毒。療鼠瘻
　　　。
　　　(1)虵：《新修》虫魚下卷16《大觀》《政和》虫下卷22作蛇。
　　　(2)瘻：《新修》作毒。

452 陵鯉甲　微寒。主五邪驚啼悲傷，燒之作灰，以酒或水和方寸
　　　匕，療蟻瘻。

453 蜘蛛　微寒。主大人小兒。七月七日取其網，療喜忘。
　　　《唐本注》重引《別錄》曰：療小兒大腹丁奚，三年不能行
　　　者，又主蛇毒，溫瘧霍亂，止嘔逆虵，南山東為此蟲齧，瘡
　　　中出絲，屢有死者，其網纏贅疣，七日消爛有驗矣。
　　　(1)〔注〕：於《別錄》文外《唐本注》重引《別錄》之文。

454 蜻蛉　微寒。強陰止精。

455 石蠶　味鹹寒。主五癃，破石淋，墮胎。肉解結氣，利水道，
　　　除熱。一名沙蝨。
　　　有毒。生江漢池澤。
　　　(1)蠶：《新修》虫魚下卷16作蚕《政和》虫下卷22作蠶。
　　　(2)癃：《集注》虫獸下卷6《新修》虫魚下卷16《大觀》虫下卷22作癃。

456 蛇蛻　味鹹平。主小兒百二十種驚癇瘛瘲，癲疾寒熱，腸痔蟲
　　　毒，蛇癇。火熱之良。一名龍子衣，一名蛇符，一名龍子單

衣，一名弓皮。

甘，無毒。弄舌搖頭，大人五邪，言語僻越，惡瘡嘔欬，明目。一名龍子皮。生荊州川谷及田野，五月五日、十五日取之良。

(1)龍子衣：《新修》虫魚下卷16作石出子衣。

(2)龍子衣：《新修》及《大觀》虫下卷22增作龍子「單」衣。

457 吳公　味辛溫。主鬼疰蠱毒，噉諸蛇蟲魚毒，殺鬼物老精，溫瘧，去三蟲。

有毒。療心腹寒熱結聚，墮胎，去惡血。生大吳川谷，江南。赤頭足者良。

(1)吳公：《新修》虫魚下卷16《大觀》《政和》虫下卷22作蜈蚣，《孫本》虫魚下卷3公作蚣。

458 馬陸　味辛溫。主腹中大堅癥，破積聚，息肉惡瘡，白禿。一名百足。

有毒。療寒熱痞結，脅下滿。一名馬軸。生玄菟川谷。

(1)玄菟：《大觀》虫下卷22作玄菟。

459 蠮螉　味辛平。主久聾，欬逆毒氣，出刺，出汗。

無毒。療鼻窒，其土房主癰腫風頭。一名土蜂。生熊耳川谷及牂牁或人屋間。

(1)牂牁：《大觀》《政和》虫下卷22作牂牁。

460 雀甕　味甘平。主小兒驚癇，寒熱結氣，蠱毒鬼疰。一名躁舍。

無毒。生漢中，採蒸之，生樹枝間，蛅蟖房也，八月取。

(1)躁：《新修》虫魚下卷16《大觀》《政和》虫下卷22作燥。

(2)間：《政和》作閒。

461 彼子　味甘溫。主腹中邪氣，去三蟲，蛇螫，蠱毒鬼疰，伏尸。

有毒。生永昌山谷。

462 鼠婦　味酸溫。主氣癃不得小便，婦人月閉，血瘕，癇痙寒熱，利水道。一名負蟠，一名伊威。

微寒，無毒。一名委黍。生魏郡平谷及人家地上，五月五日取。

(1)瘕：《大觀》虫下卷22作瘙。

(2)閉：《集注》虫獸下卷6作閟。

(3)負蟠：《集注》作蟠負。

(4)伊威：《新修》虫魚下卷16《大觀》《政和》虫下卷22作蚜蝛。

463 螢火　味辛，微溫。主明目，小兒火瘡傷熱氣，蠱毒鬼疰，通神精。一名夜光。

無毒。一名放光，一名熠燿，一名即炤。生階地池澤，七月七日取陰乾。

(1)螢：《孫本》虫魚下卷3作熒，《新修》索引作「營」。

(2)放光：《新修》虫魚下卷16作放「火」。

464 衣魚　味鹹溫。主婦人疝瘕，小便不利，小兒中風，項強背起，摩之。一名白魚。

無毒。又療淋，墮胎，塗瘡滅瘢。一名蟫。生咸陽平澤。

(1)無毒《政和》虫下卷22作朱書。

465 白頸蚯蚓　味鹹寒。主蛇瘕，去三蟲，伏尸鬼疰蠱毒，殺長蟲，仍自化作水。

大寒，無毒。療傷寒，伏熱狂謬，大腹黃疸。一名土龍。生平土，三月取陰乾。

《唐本注》重引《別錄》曰：鹽霑為汁療耳聾。鹽消虻，功同蚯蚓。其屎封狂犬傷，其出犬毛神效。

(1)〔注〕：於《別錄》文外《唐本注》重引《別錄》之文。

466 螻蛄　味鹹寒。主產難，出肉中刺，潰癰腫，下哽噎，解毒，除惡瘡。一名惠姑，一名天螻，一名螜。夜出者良。

無毒。生東城平澤，夏至取暴乾。

(1)螻：《集注》虫獸下卷6目錄作螻。

(2)惠姑：《新修》虫魚下卷16《大觀》虫下卷22作蟪蛄，《政和》虫下卷22作蟪姑。

467 蜣蜋　味鹹寒。主小兒驚癇瘈瘲，腹脹寒熱，大人癲疾狂易。一名蛣蜣，火熬之良。

有毒。手足端寒，肢滿賁豚。生長沙池澤，五月五日取蒸藏

之，臨用當炙，勿置水中，令人吐。

《唐本注》重引《別錄》曰：搗為丸，塞下部，引痔蟲出盡永差。

(1)〔注〕：於《別錄》文外《唐本注》重引《別錄》之文。

468 斑苗　味辛寒。主寒熱鬼疰，蠱毒鼠瘻，惡瘡疽蝕死肌，破石。一名龍尾。

有毒。疥癬，血積，傷人肌，墮胎。生河東川谷，八月取陰乾。

(1)斑苗：《本經》下卷4作螌蝥，《新修》虫魚下卷16《大觀》《政和》虫下卷22作斑猫。

(2)瘻：《集注》虫獸下卷6《政和》作瘰。

469 芫青　味辛，微溫，有毒。主蠱毒風疰鬼疰，墮胎，三月取暴乾。

470 葛上亭長　味辛，微溫，有毒。主蠱毒鬼疰，破淋，結積聚，墮胎，七月取暴乾。

471 地膽　味辛寒。主鬼疰寒熱，鼠瘻惡瘡死肌，破癥痕，墮胎。一名蚖青。

有毒。蝕瘡中惡肉，鼻中息肉，散結氣，石淋，去子，服一刀圭即下。一名青蛙。生汶山川谷，八月取。

(1)蚖：《集注》虫獸下卷6作芫。

472 馬刀　味辛，微寒。主漏下赤白寒熱，破石淋，殺禽獸，賊鼠。

有毒。除五藏間熱，肌中鼠䐔，止煩滿，補中，去厥痺，利機關，用之當鍊得水，爛人腸，又云得水良。一名馬蛤。生江湖池澤及東海，取無時。

473 貝子　味鹹平。主目瞖，鬼疰蠱毒腹痛，下血五癃，利水道，燒用之良。

有毒。除寒熱濕疰，解肌，散結熱。一名貝齒。生東海池澤。

(1)瘖：《集注》虫獸下卷6《大觀》虫下卷22作瘰。

474 田中螺汁 大寒。主目熱赤痛，止渴。
《唐本注》重引《別錄》曰：殼療尸疰心腹痛，又主失精，
水漬飲汁止渴。
(1)汁：《大觀》《政和》虫下卷22目錄缺汁。
(2)〔注〕：於《別錄》文外《唐本注》重引《別錄》之文。

475 蝸牛 味鹹寒。主賊風喎僻，踠跌，大腸下脫肛，筋急及驚癇
。
(1)癇：《政和》虫魚中卷21作癎。

476 舩虹 味酸，無毒。主下氣，止煩滿，可作浴湯藥，色黃。生
蜀郡，立秋取。
(1)舩：《新修》有名無實卷20新退品，《集注》虫獸下卷6目錄作船。

477 鴆鳥毛 有大毒。入五藏，爛殺人，其口主殺蝮蛇毒。一名鵃
曰。生南海。
(1)藏：《集注》作臟。

477-1△珂 新附品《證類》所引《海藥》引自《別錄》曰：生南海
。白如蚌。主消瞖膜及筋弩。肉並刮點之，此外無諸要用也
。

果部上品十種 ^{本經正品五種}_{名醫副品五種}

478 豆蔻 味辛溫，無毒。主溫中，心腹痛，嘔吐，去口臭氣。生
南海。
(1)豆：《新修》果上卷17作荳。

479 蒲陶 味甘平。主筋骨濕痺，益氣倍力，強志，令人肥健，耐
飢，忍風寒。久食輕身，不老延年，可作酒。
無毒。逐水，利小便。生隴西 五原 燉煌山谷。
(1)蒲陶：《孫本》果上卷1《集注》果上卷7《新修》果上卷17《大觀》《政和
》果上卷23作葡萄。

480 蓬蘽　味酸平。主安五藏，益精氣，長陰令堅，強志倍力，有子。久服輕身不老。一名覆盆。

鹹，無毒。又療暴中風，身熱大驚。一名陵蘽，一名陰蘽。生荊山平澤及宛句。

(1)蘽：《本經》上卷2作藥，《孫本》果上卷1作蘽。

(2)鹹：《新修》果上卷17《大觀》果上卷23作朱書。

481 覆盆子　味甘平，無毒。主益氣輕身，令人髮不白。五月採實。

(1)子：《集注》果上卷7目錄無子字。

(2)令人：《長編》蔓草卷10缺人。

(3)實：《大觀》《政和》果上卷23《長編》缺。

482 大棗　味甘平。主心腹邪氣，安中養脾，助十二經，平胃氣，通九竅，補少氣少津液，身中不足，大驚，四肢重，和百藥。久服輕身長年。葉覆麻黃，能令出汗。

無毒。補中益氣，強力，除煩悶，療心下懸，腸澼。不飢神仙。一名乾棗，一名美棗，一名良棗。八月採暴乾。三歲陳核中人，燔之，味苦。主腹痛邪氣。生棗　味甘辛。多食令人多寒熱，羸瘦者不可食。生河東平澤。

《唐本注》重引《別錄》曰：棗葉散服，使人瘦，久即嘔吐，揩熱沸瘡至良。

(1)助：《新修》果上卷17作肋。

(2)無毒：《長編》果卷15於無毒《別錄》文之前增大棗。

(3)懸：《集注》果上卷7作縣。

(4)不飢：《長編》作久服不飢。

(5)人：《集注》《長編》作仁。

(6)羸：《大觀」作蠃。

(7)生河東平澤：《長編》缺。

(8)〔注〕：於《別錄》文外《唐本注》重引《別錄》之文，然此段文字為《長編》所略。

483 藕實莖　味甘平。主補中養神，益氣力，除百疾。久服輕身耐老，不飢延年。一名水芝丹。

寒，無毒。一名蓮，生汝南池澤，八月採。

《唐本注》重引《別錄》曰：藕主熱渴，散血生肌。久服令人心懽。

(1)藕：《孫本》果上卷1作蘿《長編》果卷15以藕為正名

(2)莖：《集注》果上卷7《本經》上卷2目錄無莖。

(3)〔注〕：於《別錄》文外《唐本注》重引《別錄》之文，然此段文字為《長編》所略。

484 雞頭實　味甘平。主濕痺，腰脊膝痛，補中，除暴疾，益精氣，強志，令耳目聰明。久服輕身不飢，耐老神仙。一名鴈喙實。

無毒。一名芡。生雷澤池澤，八月採。

(1)鴈：《新修》果上卷17作雁。

(2)無毒：《集注》果上卷7作朱書。

485 芡實　味甘平，無毒。主安中，補五藏，不飢，輕身，一名蔆。

(1)藏：《集注》果上卷7《長編》果卷15作臟。

(2)蔆：《新修》果上卷17《大觀》《政和》果上卷23作菱，《長編》作薐。

486 栗　味鹹溫，無毒。主益氣，厚腸胃，補腎氣，令人忍飢。生山陰，九月採。

(1)鹹：《集注》果上卷7作醎。

(2)忍：《長編》果卷15作耐。

(3)月：《集注》作日。

487 櫻桃　味甘。主調中，益脾氣，令人好顏色，美志。

(1)氣：《集注》果上卷7增。

(2)美志：《長編》果卷15缺。

◎　山櫻桃　上品，野生，子小不堪食《長編》果卷15增其全文，不可考，置此以後詳考

果部中品七種 本經正品一種
名醫副品六種

488 梅實　味酸平。主下氣，除熱煩滿，安心，肢體痛，偏枯不仁，死肌，去青黑誌，惡疾。

無毒。止下痢，好睡口乾。生漢中川谷，五月採火乾。

《唐本注》重引《別錄》曰：梅根療風痺，出土者殺人。梅實利筋脉，去痺。

(1)肢：《長編》果卷15作止肢。

(2)痛：《新修》果中卷17作通。

(3)枯：《長編》作枝。

(4)惡疾：《長編》作蝕惡肉。

(5)〔注〕：於《別錄》文外《唐本注》重引《別錄》之文然此段文字為《長編》所略。

489 枇杷葉　味苦平，無毒。主卒畹不止，下氣。

(1)枇杷葉：《長編》果卷15以枇杷正名。

(2)葉：《集注》果中卷7目錄及《新修》果中卷17缺葉。

490 柿　味甘寒，無毒。主通鼻耳氣，腸澼不足。

《唐本注》重引《別錄》曰：火柿主殺毒，療金瘡火瘡，生肉止痛。軟熟柿解酒，熱毒，止口乾，壓胃間熱。

(1)澼：《長編》果卷15作胃。

(2)〔注〕：於《別錄》文外《唐本注》重引《別錄》之文。

491 木瓜實　味酸溫，無毒。主濕痺邪氣，霍亂大吐下，轉筋不止。其枝亦可煮用。

(1)木瓜實：《集注》果中卷7目錄《新修》果中卷17目錄《大觀》《政和》果中卷23目錄及《長編》果卷15正名均無實僅作木瓜，正文中均作木瓜實。

(2)煮：《大觀》作賣。

492 甘蔗　味甘平，無毒。主下氣，和中，助脾氣，利大腸。

(1)助：《集注》果中卷7作補。

(2)腸：《集注》作腹。

493 芋　味辛平，有毒。主寬腸胃，充肌膚，滑中。一名土芝。

494 烏芋　味苦甘，微寒，無毒。主消渴，痺熱，溫中，益氣。一名藉姑，一名水萍。二月生葉，葉如芋，三月三日採根暴乾。

(1)萍：《集注》果中卷7作蓱。

(2)暴：《集注》作曝。

(3)生葉：《長編》果卷15缺葉。

果部下品六種 本經正品二種
名醫副品四種

495 杏核人　味甘溫。主欬逆上氣雷鳴，喉痺下氣，產乳金創，寒心賁豚。

苦，冷利，有毒。驚癇，心下煩熱，風氣去來，時行頭痛，解肌，消心下急，殺狗毒。一名杏子。五月採其兩仁者殺人，可以毒狗。花　味苦，無毒。主補不足，女子傷中，寒熱痺，厥逆。實　味酸。不可多食，傷筋骨。生晉山川谷。

(1)杏核仁：《長編》果卷15於《別錄》文之前復重複。

(2)人：《集注》果中7目錄缺，正文有人，《新修》果下卷17《孫本》木下卷3《長編》均作仁，《大觀》《政和》果中卷23作人。

(3)創：《大觀》《政和》作瘡。

(4)癇：《長編》作癎。

(5)去：《長編》作往。

(6)下急：《長編》增作下急滿痛。

(7)一名杏子：《大觀》《政和》《長編》缺。

(8)採其兩仁：《大觀》《政和》作採「之」其兩人。

(9)〔注〕：《集注》誤以李核人之文置入杏核人條中。

496 桃核人　味苦平。主瘀血血閉瘕邪氣，殺小蟲。桃華　殺注惡鬼，令人好顏色。桃梟　微溫。主殺百鬼精物。桃毛　主下血瘕，寒熱積聚，無子。桃蠹　殺鬼辟邪，惡不祥。

（桃核人）　甘，無毒。止欬逆上氣，消心下堅，除卒暴擊血，破癥瘕，通月水，止痛。七月採取人陰乾。（桃花）味苦平，無毒。主除水氣，破石淋，利大小便，下三蟲，悅澤人面。三月三日採陰乾。（桃梟）　味苦。主中惡腹痛，殺精魅，五毒不祥。一名桃奴，一名梟景。實著樹不落，實中者，正月採之。（桃毛）　帶下諸疾，破堅閉，刮取實毛用之。（桃蠹）　食桃樹蟲也。

其莖白皮　味苦平，無毒。除邪氣，中惡腹痛，去胃中熱。

其葉　味苦辛，平，無毒。主除尸蟲，出瘡中蟲。

其膠練之。主保中不飢，忍風寒。

其實　味酸。多食令人有熱。生太山川谷。

(1)人：《集注》果下卷7正文有，《大觀》《政和》果下卷23均作人，《孫本》木下卷3《新修》果下卷17《長編》果卷15則作仁。

(2)血閉：《集注》缺血。

(3)華：《新修》《大觀》《政和》《長編》作花。

(4)注：《新修》《大觀》《政和》《長編》作疰。

(5)微溫：《集注》作墨書。

(6)主：《長編》作療。

(7)瘕：《政和》作瘕，《長編》作癥瘕。

(8)邪惡：《集注》缺《長編》只缺邪。

(9)破癥瘕：《長編》無癥瘕 。

(10)止痛：《長編》作止心腹痛。

(11)淋：《集注》作水。

(12)大小：《集注》缺大。

(13)味苦，微溫主：《集注》重複又刪掉。

(14)一名桃奴：《長編》缺。

(15)一名梟景：《集注》缺。

(16)實：《長編》在實前增是字。

(17)帶下諸疾：《長編》作主帶下諸疾 。

(18)破堅閉：《長編》作破血閉。

(19)實毛：《大觀》《政和》《長編》缺實。

(20)用之：《集注》缺。

(21)（桃蠹）食桃樹蟲也：《長編》缺。

(22)其莖白皮：《長編》缺其。

(23)其葉其膠其實：《長編》均缺其。

(24)其：《政和》均缺以〇代之。

(25)白：《集注》缺。

(26)氣：《集注》作鬼。

(27)練：《新修》《大觀》《政和》作鍊。

(28)保：《新修》作補。

(29)太山：《集注》作大山 。

(30)太：《長編》作泰。

497 李核人　味甘，苦平，無毒。主僵卜蹄，瘀血，骨痛。根皮大寒。主消渴，止心煩，逆奔氣。實　味苦。除痼熱調中。

(1)李核人：《集注》果下卷7全文缺，後補遺於後。

(2)《新修》果下卷17《長編》果卷15則作仁。

(3)甘：《大觀》《政和》果下卷23《長編》缺。

(4)蹄：《長編》作踒折。

(5)氣：《長編》增豚。

498 梨　味甘，微酸寒。多食令人寒中，金創乳難，尤不可食。

(1)甘，微酸：《集注》果下卷7缺。

(2)寒中：《長編》果卷15增萎困兩字。

(3)創：《新修》果下卷17《大觀》《政和》果下卷23《長編》均作瘡。

(4)乳難：《長編》作乳婦血虛者。

(5)難：《集注》作婦。

499 柰　味苦寒。多食令人臚脹，病人尤甚。

(1)柰：《新修》果下卷17《大觀》《政和》果下卷23《長編》果卷15作奈。

500 安石榴　味甘酸，無毒。主咽燥渴，損人肺，不可多食。其酸實殼療下利，止漏精。其東行根療蚘蟲，寸白。
(1)甘酸：《集注》果下卷7作酸甘。
(2)無毒：《集注》缺。
(3)主咽燥渴，損人肺：《集注》缺主咽燥渴肺。
(4)損：《大觀》《政和》果下卷23作損。
(5)其酸實：《大觀》《政和》《長編》果卷15缺其。
(6)利：《新修》果下卷17《大觀》《政和》《長編》均作痢。
(7)漏：《集注》作偏。
(8)其東行根：《大觀》《政和》《長編》缺其。

菜部上品十二種<small>本經正品五種
名醫副品七種</small>

501 白瓜子　味甘平。主令人悅澤，好顏色，益氣，不飢。久服輕身耐老，一名水芝。
寒，無毒。主除煩滿不樂。久服寒中，可作面脂，令面悅澤。一名白爪子。生嵩高平澤，冬瓜人也，八月採之。
《唐本注》重引《別錄》曰：甘瓜子主腹內結聚，破潰膿血，最為腸胃脾內壅要藥。本草以為冬瓜，但用蒂，不云子也，今腸壅湯中用之，俗人或用冬瓜子也，又按諸本草云瓜子或云甘瓜子，今此本誤作白字當改從甘也。
(1)令面稅澤：《集注》菜上卷7缺面。
(2)悅澤：《集注》作悅沢。
(3)白爪子：《大觀》及《長編》蔬類卷3作白瓜子。
(4)瓜人：《集注》作依人，《新修》《大觀》《長編》作瓜仁。
(5)採之：《大觀》《政和》缺。
(6)〔注〕：於《別錄》文外《唐本注》重引《別錄》之文。
(7)白瓜子：《長編》將全文列於白冬瓜。

502 白冬瓜　味甘，微寒。主除小腹水脹，利小便，止渴。
(1)味甘：《集注》菜上卷7缺。
(2)〔注〕：《長編》誤將白冬瓜全文作朱書《本經》品。

503 瓜蒂　味苦寒。主大水，身面四肢浮腫，下水，殺蟲毒，欬逆上氣及食諸果病在胷腹中，皆吐下之。
有毒。去鼻中息肉，療黃疸。其華主心痛欬逆。生嵩高平澤，七月七日採陰乾。
(1)蟲：《大觀》菜上卷27作蟲。

(2)果：《集注》菜上卷7作菓。

(3)瞀：《長編》作胸總目以瓜正名分，目以甜瓜稱之。

(4)其華：《新修》菜上卷18《大觀》《政和》菜上卷27《長編》果卷16缺其作「花」。

(5)心痛欬逆：《集注》作心欬。

(6)澤：《集注》作沢。

504 冬葵子　味甘寒。主五藏六府，寒熱羸瘦，五癃，利小便。久服堅骨，長肌肉，輕身延年。

無毒。療婦人乳難內閉。生少室山，十二月採之。

(1)藏：《長編》蔬類卷3作臟。

(2)府：《大觀》《政和》菜上卷27《長編》作腑。

(3)羸：《大觀》作羸。

(4)癃：《新修》菜上卷18《長編》作癃。

(5)療：《集注》菜上卷7缺。

(6)閉：《集注》作閇。

(7)山：《集注》缺。

(8)之：《集注》缺。

504-1 葵根　味甘寒，無毒。主惡瘡，療淋，利小便，解蜀椒毒。葉為百菜主，其心傷人

(1)冬葵根：諸書皆附於冬葵子條下。

(2)甘：《新修》缺。

505 莧實　味甘寒。主青盲，明目，除邪，利大小便，去寒熱。久服益氣力，不飢輕身。一名馬莧。

大寒，無毒。白臀，殺蚘蟲。一名莫實，細莧亦同。生淮陽川澤及田中，葉如藍，十一月採。

(1)飢：《長編》蔬類卷3作饑。

(2)白臀：《新修》菜上卷18《大觀》菜上卷27作朱書。

506 苦菜　味苦寒。主五藏邪氣，厭穀胃痺。久服安心，益氣，聰察，少臥，輕身，能老。一名荼草，一名選。

無毒。腸澼渴，熱中疾，惡瘡，耐飢寒，高氣不老。一名游冬。生益州川谷，山陵道傍，陵冬不死，三月三日採陰乾。

(1)藏：《長編》蔬類卷3作臟。

(2)能：《新修》菜上卷18《大觀》《政和》菜上卷27《長編》作耐。

(3)草：《新修》作苦。

(4)腸：《長編》增作「主」腸。

(5)飢：《長編》作饑 。

(6)高：《長編》作蒿。

(7)陵：《新修》《大觀》及《政和》《長編》均作凌。

507 薺　味甘溫，無毒。主利肝氣，和中。其實主明目，目痛。

508 蕪菁及蘆菔　味苦溫，無毒。主利五藏，輕身益氣，可長食之。蕪菁子主明目。

(1)蘆菔：諸書正文均作蕪菁及蘆菔，將蘆菔附其下。

(2)藏：《長編》蔬類卷4作臟。

509 菘　味甘溫，無毒。主通利腸胃，除胷中煩，解酒渴。

(1)胷：《長編》蔬類卷4作胸。

510 芥　味辛溫，無毒。歸鼻。主除腎邪氣，利九竅，明耳目，安中，久食溫中。

《唐本注》重引《別錄》曰：子，主射工及疰氣發無常處，丸服之或擣為末，醋和塗之。隨手有驗。

(1)食：《集注》菜上卷7作服。

(2)主：《長編》蔬類卷4缺。

(3)〔注〕：於《別錄》文外《唐本注》重引《別錄》之文，《長編》則作別說云。

511 苜蓿　味苦平，無毒。主安中，利人。可久食。

512 荏子　味辛溫，無毒。主欬逆下氣，溫中補體。葉主調中，去臭氣，九月採陰乾。

《唐本注》重引《別錄》曰：荏葉人常生食其子，故不及蘇也。

(1)〔注〕：於《別錄》文外《唐本注》重引《別錄》之文，然此段文字為《長編》所略。

菜部中品八種 <small>本經正品三種
名醫副品五種</small>

513 蓼實　味辛溫。主明目，溫中，耐風寒，下水氣，面目浮腫，癰瘍。馬蓼去腸中蛭蟲，輕身。

無毒。葉歸舌，除大小腸邪氣，利中，益志。生雷澤川澤。

(1)《長編》隰草卷9以蓼 馬蓼為正名。

(2)無毒：《別錄》文無毒之前增蓼實兩字。

514 葱實　味辛溫。主明目，補中不足。其莖可作湯，主傷寒寒熱，出汗，中風面目腫。

　　無毒。蔥白　平。傷寒骨肉痛，喉痹不通，安胎，歸於目，除肝邪氣，安中，利五藏，益目精，殺百藥毒。

　　蔥根　主傷寒頭痛。蔥汁　平溫。主溺血，解藜蘆毒。

(1)葱：《本經》中卷 3 作蔥。
(2)溫：《新修》菜中卷 18 作朱書。
(3)傷寒骨肉痛：《長編》蔬類卷 3 增作「主」傷寒骨肉痛。
(4)歸於目：《大觀》《政和》菜中卷 28 缺於。
(5)藏：《長編》作臟。
(6)精：《大觀》《政和》《長編》作睛。
(7)主溺血：《長編》作止溺血。
(8)藜：《集注》菜中卷 7 作梨。

514-1 薤　味辛。主金瘡瘡敗，輕身不飢，耐老。

　　苦溫，無毒。歸於骨，菜芝也。除寒熱，去水氣，溫中散結，利病人，諸瘡中風寒，水腫以塗之。生魯山平澤。

(1)薤：《集注》《新修》均附於葱實條下，《大觀》《政和》《長編》新立條。
(2)溫：《大觀》《長編》作朱書。

515 韭　味辛，微酸溫，無毒。歸於心，安五藏，除胃中熱，利病人。可久食。子主夢泄精，溺白。根主養髮。

(1)《集注》韭全文闕文詳補闕文中。
(2)歸於心：《大觀》《政和》菜中卷 28《長編》蔬類卷 4 作歸心缺「於」字。
(3)藏：《長編》作臟。

516 白蘘荷　微溫。主中蠱及瘧。

517 菾菜　味甘苦，大寒。主時行壯熱，解風熱毒。

518 蘇　味辛溫。主下氣。除寒中，其子尤良。

(1)蘇：《新修》菜中卷 18 作紫蘇。

519 水蘇　味辛，微溫。主下氣，殺穀，除飲食，辟口臭，去毒，辟惡氣。久服通神明，輕身能老。

　　無毒。主吐血，衄血，血崩。一名雞蘇，一名勞祖，一名芥苴，一名芥葙，一名道華。生九真池澤，七月採。

(1)主下氣，殺穀，除飲食：《政和》菜中卷 28 作墨書，《長編》芳草卷 12 將殺穀

，除飲食作墨書。
(2)能：《新修》菜中卷18《大觀》《政和》《長編》作耐。
(3)一名道華：《新修》《大觀》《政和》《長編》缺。

520 香薷　味辛，微溫。主霍亂，腹痛吐下，散水腫。

菜部下品八種 本經正品二種 名醫副品六種新附品一種

521 苦瓠　味苦寒。主大水，面目四肢浮腫，下水，令人吐。
有毒。生晉地川澤。

522 水斳　味甘平。主女子赤沃，止血養精，保血脉，益氣，令人肥健，嗜食。一名水英。
無毒。生南海池澤。
(1)斳：《本經》下卷4作斳，《新修》菜下卷18作芹。
(2)脉：《長編》蔬類卷3作脈。

523 蓴　味甘寒，無毒。主消渴，熱痺。

524 落葵　味酸寒，無毒。主滑中散熱。實主悅澤人面。一名天葵，一名繁露。

525 蘩蔞　味酸平，無毒。主積年惡瘡不愈。五月五日，日中採乾用之。
(1)愈：《新修》蔬類卷4作癒。

526 蕺　味辛，微溫。主蠷螋溺瘡，多食令人氣喘。
(1)蕺：《長編》蔬類卷4作蕺菜。

527 葫　味辛溫，有毒。主散癰腫，䘌瘡，除風邪，殺毒氣，獨子者亦佳，歸五藏。久食傷人，損目明，五月五日採。
(1)損：《集注》菜下卷7《大觀》《政和》菜下卷29作損。

528 蒜　味辛溫，有小毒。歸脾腎。主霍亂，腹中不安，消穀，理胃，溫中，除邪痺毒氣，五月五日採之。
(1)有小毒：《集注》菜下卷7无毒。

528-1◎芸薹 新附品中《唐本注》加引《別錄》曰：春食之能發膝痼疾，此人間所噉菜也。

(1)芸薹：本《新修》菜下卷18新附品，《唐本注》重引《別錄》文，《長編》蔬類卷4引上文作注，惟未舉其出典。

米部上品三種 _{本經正品二種
名醫副品一種}

529 胡麻 味甘平。主傷中，虛贏，補五內，益氣力，長肌肉，填髓腦。久服輕身不老。一名巨勝。葉名青蘘。

無毒。堅筋骨，療金創止痛及傷寒溫瘧，大吐後虛熱羸困。明耳目，耐飢渴，延年，以作油，微寒，利大腸，胞衣不落。生者摩瘡腫，生禿髮。一名狗蝨，一名方莖，一名鴻藏。生上黨川澤。

(1)療金創止痛：《集注》米上卷7作金創心痛，《大觀》《政和》米穀上卷24《長編》穀類卷1只作金瘡。
(2)贏：《大觀》《政和》《集注》作贏。
(3)腸：《集注》膓。
(4)狗：《大觀》作佝。

530 麻蕡 味辛平。主五勞七傷，利五藏，下血，寒氣。多食，令人見鬼，狂走。久服，通神明，輕身，一名麻勃。

有毒。破積，止痺，散膿。此麻華上勃勃者，七月七日採，良。

麻子 味甘平。主補中益氣，肥健不老。

無毒。療中風汗出，逐水，利小便，破積血，復血脉，乳婦產後餘疾，長髮，可為沐藥。久服神仙，九月採，入土中者損人。生太山川谷。

(1)令：《長編》穀類卷1缺。
(2)華：《大觀》《政和》米穀上卷24《長編》作花。
(3)療：《大觀》《政和》缺，《長編》作主。
(4)脉：《長編》作脈。
(5)久服神仙：《長編》作朱書。
(6)損：《集注》米上卷7《大觀》《政和》作損。
(7)太山：《集注》作大山，《長編》作泰山。

531 飴糖 味甘，微溫。主補虛之，止渴，去血。

米部中品十五種 ^{本經正品二種}^{名醫副品十三種}

532 大豆黃卷　味甘平。主濕痺，筋攣，膝痛。
無毒。五藏胃氣結積，益氣，止毒。去黑皯，潤澤皮毛。

532-1 生大豆　塗癰腫，煮汁飲，殺鬼毒，止痛。
味甘平。逐水脹，除胃中熱痺，傷中，淋露，下瘀血，散五
藏結積，內塞。殺烏頭毒。久服令人身重。炒為屑，味甘。
主胃中熱，去腫，除痺，消穀，止腹脹。生<u>太山</u>平澤，九月
採。

(1)生大豆：《集注》米中卷7《新修》米中卷19《大觀》米穀中卷25，生大豆附
於大豆黃卷條，《政和》米穀中卷25新立條《長編》穀類卷1以大豆正名，大
豆黃卷生大豆附。
(2)生大豆：《政和》作墨書。
(3)生大豆，味甘：《長編》作朱書。
(4)煮：《大觀》《政和》作煑。
(5)藏：《大觀》作臟。
(6)炒：《新修》作熬。
(7)太山：《長編》作泰山。

533 赤小豆　主下水，排癰腫膿血。
味甘酸，平溫，無毒。主寒熱，熱中消渴，止洩，利小便，
吐逆卒澼，下脹滿。
《唐本注》重引《別錄》曰：葉名藿，止小便數，煩熱。

(1)平：《集注》米中卷7缺。
(2)溫：《大觀》《政和》米穀中卷25《長編》穀類卷1缺。
(3)主：《大觀》《政和》缺。
(4)下：《長編》增腹。

534 豉　味苦，寒，無毒。主傷寒，頭痛寒熱，瘴氣惡毒，煩躁滿
悶，虛勞喘吸，兩腳疼冷，又殺六畜胎子諸毒。

(1)瘴：《集注》米中卷7作鄣。
(2)惡毒：《集注》缺惡作毒。

535 大麥　味鹹，溫，微寒，無毒。主消渴，除熱，益氣，調中。
又云：令人多熱，為五穀長。

536 穬麥　味甘，微寒，無毒。主輕身，除熱。久服令人多力健行，以作糵，溫，消食和中。

537 小麥　味甘，微寒，無毒。主除熱，止躁渴咽乾，利小便，養肝氣，止漏血，唾血，以作麴，溫，消穀止痢，以作麪，溫，不能消熱止煩。
(1)不能：《新修》米中卷19缺。

538 青粱米　味甘，微寒，無毒。主胃痹，熱中，消渴，止洩痢，利小便，益氣補中，輕身長年。
(1)粱：《長編》穀類卷2將青粱米、黃粱米、白粱米以粱為正名。

539 黃粱米　味甘平，無毒。主益氣，和中，止洩。

540 白粱米　味甘，微寒，無毒。主除熱，益氣。

541 粟米　味鹹，微寒，無毒。主養腎氣，去脾胃中熱，益氣。陳者味苦。主胃熱，消渴，利小便。
(1)脾胃：《長編》穀類卷2作胃脾。

542 丹黍米　味苦，微溫，無毒。主欬逆霍亂，止洩，除熱，止煩渴。
(1)丹黍米：《大觀》米穀中卷25附於黍下。

543 糵米　味苦，無毒。主寒中，下氣，除熱。

544 秫米　味甘，微寒。止寒熱，利大腸，療漆瘡。

545 陳廩米　味鹹，酸溫，無毒。主下氣，除煩渴，調胃止洩。

546 酒　味苦，甘辛，大熱，有毒。主行藥勢，殺百邪惡毒氣。
(1)毒：《新修》米中卷19缺。

米部下品九種　本經正品一種
名醫副品八種

547 腐婢　味辛，平。主痎瘧，寒熱邪氣，洩痢，陰不起。病酒頭痛。

無毒。止消渴。生漢中，即小豆花也，七月採陰乾。

548　藊豆　味甘，微溫。主和中下氣。葉主霍亂，吐下不止。

549　黍米　味甘溫，無毒。主益氣補中，多熱令人煩。
　　⑴多熱令人煩：《長編》穀類卷1作多食令人煩熱。
　　⑵黍米：《長編》以黍為正名，將黍米、丹黍米附該條下。

550　粳米　味甘苦，平，無毒。主益氣，止煩，止洩。
　　⑴甘：《集注》米下卷7缺。

551　稻米　味苦。主溫中，令人多熱，大便堅。

552　稷米　味甘，無毒。主益氣，補不足。

553　酢　味酸溫，無毒。主消癰腫，散水氣，殺邪毒。
　　⑴酢：《集注》米下卷7作酢酒，《新修》米下卷19《大觀》《政和》米穀下卷
　　26《長編》穀卷2作醋。

554　醬　味鹹酸，冷利。主除熱，止煩滿，殺百藥熱湯及火毒。
　　⑴藥：《集注》米下卷7作毒。

555　鹽　味鹹溫，無毒。主殺鬼蠱，邪疰毒氣，下部䘌瘡，傷寒寒
　　熱，吐胸中痰澼，止心腹卒痛，堅肌骨，多食傷肺，喜欬。
　　⑴鹽：《新修》米下卷19《大觀》《政和》玉石中卷4作食鹽，《集注》米下卷
　　7目錄有，正文缺其文，附於鹵鹹條下。
　　⑵澼：《大觀》《政和》作癖。

有名無用一百七十三種

玉石部二十六種

556　青玉　味甘平，無毒。主婦人無子。輕身，不老長年。一名殼
　　玉。生藍田。
　　⑴殼：《大觀》有名未用玉石卷30作穀，《政和》有名未用玉石卷20作穀。

557　白玉髓　味甘平，無毒。主婦人無子，不老延年。生藍田玉石

間。

558 玉英 味甘。主風瘙皮膚痒。一名石鏡,明白可作鏡。生山竅,十二月採。
　(1)瘙:《新修》有名無用玉石卷20作療,《集注》有名無用卷7則作搔。
　(2)作:《集注》缺。

559 璧玉 味甘,無毒。主明目,益氣,使人多精,生子。

560 合玉石 味甘,無毒。主益氣,療消渴,輕身辟穀。生常山中丘,如䤵肪。
　(1)合:《新修》有名無用玉石卷20作金。
　(2)療:《集注》有名無用卷7缺。
　(3)丘:《大觀》有名未用玉石卷30作丘。

561 紫石華 味甘平,無毒。主渴,去小腸熱。一名茈石華。生中生山陰,採無時。

562 白石華 味辛,無毒。主癉消渴,膀胱熱。生液北鄉北邑山,採無時。
　(1)膀胱:《集注》有名無用卷7作旁光。
　(2)鄉:《新修》有名無用玉石卷20作卿。

563 黑石華 味甘,無毒。主陰痿消渴,去熱,療月水不利。生弗其勞山陰石間,採無時。

564 黃石華 味甘,無毒。主陰痿消渴,膈中熱,去百毒。生液北山,黃色,採無時。
　(1)痿:《集注》有名無用卷7作萎。

565 厲石華 味甘,無毒。主益氣養神,止渴,除熱,強陰。生江南,如石華,採無時。
　(1)如石華:《新修》有名無用玉石卷20《大觀》《政和》有名未用玉石卷30作如石花。

566 石肺 味辛,無毒。主厲欬寒久痿,益氣明目。生水中,狀如肺,黑澤有赤文,出水即乾。
　(1)厲:《新修》有名無用玉石卷20《大觀》《政和》有名未用玉石卷30作癘。

567 石肝　味酸，無毒。主身痒，令人色美。生當山，色如肝。

568 石脾　味甘，無毒。主胃寒熱，益氣，痒瘀，令人有子。一名
胃石，一名膏石，一名消石。生隱番山谷石間，黑如大豆，
有赤文，色微黃而輕薄，如碁子，採無時。
(1)痒瘀：《新修》有名無用玉石卷20《大觀》《政和》有名未用玉石卷30缺。
(2)番：《新修》《大觀》《政和》作蕃。
(3)碁：《集注》有名無用卷7作棊。

569 石腎　味鹹，無毒。主洩痢，色如白珠。

570 封石　味甘，無毒。主消渴熱中，女子疽蝕。生當山及少室，
採無時。

571 陵石　味甘，無毒。主益氣，耐寒，輕身長年。生華山，其形
薄澤。
(1)甘：《新修》有名無用玉石卷20作寒。

572 碧石青　味甘，無毒。主明目，益精，去白皮癬，延年。
(1)皮：《新修》有名無用玉石卷20《大觀》《政和》有名未用玉石卷30缺。

573 遂石　味甘，無毒。主消渴，傷中益氣。生太山陰，採無時。

574 白肌石　味辛，無毒。主強筋骨，止渴，不飢，陰熱不足。一
名肌石，一名洞石。生廣焦國卷山青石間。
(1)青石間：《集注》有名無用卷7作青色潤澤。

575 龍石膏　無毒。主消渴，益壽。生杜陵，如鐵脂中黃。

576 五羽石　主輕身長年。一名金黃。生海水中蓬葭山上倉中，黃
如金。
(1)羽：《集注》有名無用卷7作州，《新修》有名無用玉石卷２０作鳥。
(2)長：《集注》作延。

577 石流青　味酸，無毒。主療洩，益肝氣，明目，輕身長年。生
武都山石閒，青白色。
(1)閒：《新修》有名無用玉石卷20《大觀》有名未用玉石卷30作間。

578 石流赤　味苦，無毒。主婦人帶下止血，輕身長年，理如石耆。生山石閒。
(1)閒：《新修》有名無用玉石卷20《大觀》有名未用玉石卷30作間。

579 石耆　味甘，無毒。主欬逆氣。生石閒，色赤如鐵脂，四月採。
(1)閒：《新修》有名無用玉石卷20《大觀》有名未用玉石卷30作間。

580 紫加石　味酸。主痺血氣。一名赤英，一名石血，赤無理。生邯鄲山，如爵茈，二月採。
(1)鄲：《集注》有名無用卷7作戰。

581 終石　味辛，無毒。主陰痿痺，小便難，益精氣。生陵陰，採無時。

草木部一百三十二種

582 玉伯　味酸溫，無毒。主輕身益氣，止渴。一名玉遂。生石上，如松，高五、六寸，紫華，用莖葉。
(1)華：《新修》有名無用草木卷20《大觀》《政和》有名未用草木卷30作花。

583 文石　味甘。主寒熱心煩。一名黍石。生東郡山澤中水下，五色有汁潤澤。

584 曼諸石　味甘。主益五藏氣，輕身長年。一名陰精。六月、七月出石上，青黃色，夜有光。

585 山慈石　味苦平，有毒。主女子帶下。一名爰茈。生山之陽，正月生，葉如藜蘆，莖有衣。

586 石濡　主明目，益精氣，令人不飢渴，輕身長年。一名石芥。
(1)年：《新修》有名無用草木卷20缺。

587 石芸　味甘，無毒。主目痛，淋露，寒熱，溢血。一名螫烈，一名顧喙。三月、五月採莖葉陰乾。
(1)露：《集注》有名無用卷7作潞。
(2)螫：《集注》作蚤。

132

(3)三：《新修》有名無用草木卷20作二。

588 石劇　味甘，無毒。主渴消中。

589 路石　味甘酸，無毒。主心腹，止汗，生肌酒痂，益氣耐寒，實骨髓。一名陵石。生草石上，天雨獨乾，日出獨濡，花黃，莖赤黑，三歲一實，實赤如麻子，五月、十月採莖葉陰乾。
(1)肌：《集注》有名無用卷7作膚。
(2)實赤：《大觀》《政和》有名未用草木卷30缺實字。

590 曠石　味甘平，無毒。主益氣，養神，除熱，止渴。生江南，如石草。
(1)平：《集注》有名無用卷7《政和》有名未用草木卷30缺。

591 敗石　味苦，無毒。止渴痹。

592 越砥　味甘，無毒。主目盲止痛，除熱瘙。
(1)越砥：《新修》有名無用草木卷20增越砥「石」。

593 金莖　味苦平，無毒。金創內漏。一名葉金草。生澤中高處。
(1)創：《新修》有名無用草木卷20《大觀》《政和》有名未用草木卷30作瘡。

594 夏臺　味甘。主百疾，濟絕氣。

595 柒紫　味苦。主小腹痛，利小腸，破積聚，長肌肉。久服輕身長年。生宛朐，二月、七月採。
(1)腸：《集注》有名無用卷7作腸，《大觀》《政和》有名未用草木卷30作腹。
(2)朐：《政和》作句。

596 鬼目　味酸平，無毒。主明目。一名來甘。實赤如五味，十月採。

597 鬼蓋　味甘平，無毒。主小兒寒熱癇。一名地蓋。生垣墻下，叢生，赤，且生暮死。
(1)鬼蓋：《新修》有名無用草木卷20《大觀》《政和》有名未用草木卷30作盖。
(2)墻：《政和》作牆。
(3)叢：《新修》作藂。

598 馬顛　味甘，有毒。療浮腫，不可多食。

599 馬唐　味甘寒。主調中，明耳目。一名羊麻，一名羊粟。生下
　　濕地，莖有節，節生根，五月採。
　　(1)濕：《集注》有名無用卷7缺。
　　(2)節生根：《新修》有名無用草木卷20《大觀》有名未用草木卷30缺節。

600 馬逢　味辛，無毒。主癬蟲。

601 牛舌實　味鹹溫，無毒。主輕身益氣。一名豕尸。生水中澤旁
　　，實大葉長尺，五月採。
　　(1)旁：《新修》有名無用草木卷20《大觀》《政和》有名未用草木卷30作傍。
　　(2)實：《集注》有名無用卷7《新修》及《大觀》《政和》目錄缺。

602 羊乳　味甘溫，無毒。主頭眩痛，益氣，長肌肉。一名地黃。
　　三月採，立夏後母死。
　　(1)痛益：《集注》有名無用卷7缺。

603 羊實　味苦寒。主頭禿惡瘡，疥瘙痂癢。生蜀郡。
　　(1)惡瘡，疥瘙：《新修》有名無用草木卷20缺瘙，《集注》有名無用卷7惡作疥
。

604 犀洛　味甘，無毒。主癃。一名星洛，一名泥洛。
　　(1)癃：《集注》有名無用卷7《大觀》《政和》有名未用草木卷30作癃。

605 鹿良　味鹹臭。主小兒驚癇，賁豚癇癥，大人痓，五月採。
　　(1)痓：《集注》有名無用卷7作痙。

606 菟棗　味酸，無毒。主輕身益氣。生丹陽陵地，高尺許，實如
　　棗。

607 雀梅　味酸寒，有毒。主蝕惡瘡。一名千雀。生海水石谷間。
　　葉與實俱如麥李。
　　(1)俱：《新修》有名無用草木卷20缺。
　　(2)葉與實俱如麥李：《集注》有名無用卷7作葉如李實如麥李，《大觀》《政和》
　　　有名未用草木卷30作雙行細行。

608 雀翹　味鹹。主益氣明目。一名去母，一名更生。生藍中，葉

細黃，莖赤，有刺，四月實，實兌黃，中黑，五月採陰乾。

(1)四月實：《新修》有名無用草木卷20《大觀》《政和》有名未用草木卷30缺實。

609 雞涅　味甘平，無毒。主明目，目中寒風，諸不足，水腫邪氣，補中，止洩痢，療女子白沃。一名陰洛。生雞山，採無時。

(1)涅：《集注》有名無用卷7作涅。
(2)風：《集注》缺。
(3)腫：《新修》有名無用草木卷20作腹。
(4)痢：《集注》作利。
(5)療：《集注》缺。

610 相鳥　味苦。主陰瘻。一名鳥葵。如蘭香赤莖。生山陽，五月十五日採陰乾。

611 鼠耳　味酸，無毒。止痺寒，寒熱止欬。一名無心。生田中下地，厚葉肥莖。

(1)寒：《集注》有名無用卷7缺。
(2)葉：《新修》有名無用草木卷20作華。

612 蛇舌　味酸平，無毒。主除留血，驚氣蚖癇。生大水之陽。四月採華，八月採根。

(1)蚖癇：《新修》有名無用草木卷20《大觀》《政和》有名未用草木卷30作蛇癇。
(2)華：《新修》《大觀》《政和》作花。

613 龍常草　味鹹溫，無毒。主輕身，益陰氣，療痺寒濕。生河水傍，如龍芻，冬夏生。

(1)芻：《大觀》有名未用草木卷30作蒭。

614 離樓草　味鹹平，無毒。主益氣力，多子，輕身長年。生常山，七月、八月採實。

615 神護草　可使獨守，叱咄人寇盜，不敢入門。生常山北，八月採。

(1)寇：《大觀》有名未用草木卷30作冠。

616 黃護草　無毒。主痺，益氣，令人嗜食。生隴西。
　　(1)隴：《集注》有名無用卷7作壟。

617 吳唐草　味甘平，無毒。主輕身益氣長年。生故稻田中，日夜
　　有光，草中有膏。

618 天雄草　味甘溫，無毒。主益氣陰痿。生山澤中，狀如蘭，實
　　如大豆，赤色。

619 雀醫草　味苦，無毒。主輕身益氣，洗浴爛瘡，療風水。一名
　　白氣。春生，秋花白，冬實黑。

620 木甘草　主療癰腫，盛熱煮洗之。生木間，三月生，大葉蛇牀
　　，四四相值，但折枝種之便生，五月花白，實核赤，三月三
　　日採。
　　(1)腫：《集注》有名無用卷7作脉。
　　(2)煮：《大觀》《政和》有名未用草木卷30均作煑。
　　(3)牀：《新修》有名無用草木卷20作床。
　　(4)便：《新修》缺。

621 益決草　味辛溫，無毒。主欬逆肺傷。生山陰，根如細辛。

622 九熟草　味甘溫，無毒。主出汗，止洩，療悶。一名烏粟，一
　　名雀粟。生人家庭中，葉如棗，一歲九熟，七月七日採。
　　(1)七月：《新修》有名無用草木卷20《大觀》《政和》有名未用草木卷30缺。

623 兗草　味酸平，無毒。主輕身益氣長年。生蔓草木上，葉黃有
　　毛，冬生。

624 酸草　主輕身長年。生名山醴泉上陰居。莖有五葉青澤，根赤
　　黃，可以消玉。一名醜草。
　　(1)長：《新修》有名無用草木卷20《大觀》《政和》有名未用草木卷30作延。

625 異草　味甘，無毒。主痿痺寒熱，去黑子。生籬木上，葉如葵
　　，莖傍有角，汁白。
　　(1)傍：《集注》有名無用卷7作溫。

626 癰草　葉主癰腫。一名鼠肝。葉滑青白。

    (1)癰草葉：《新修》有名無用草木卷20增葉，癰作灌，《大觀》《政和》有名未用草木卷30癰作灌，《大觀》增葉。

627 莔草　味辛，無毒。主傷金創。

    (1)創：《新修》有名無用草木卷20《大觀》《政和》有名未用草木卷30作瘡。

628 莘草　味甘，無毒。主盛傷痺腫。生山澤，如蒲黃，葉如芥。

629 勒草　味甘，無毒。主瘀血，止精，溢盛氣。一名黑草。生山谷，如栝樓。

    (1)栝：《集注》有名無用卷7作括。

630 英草華　味辛平，無毒。主痺氣，強陰，療面勞疽，解煩，堅筋骨，療風頭，可作沐藥。生蔓木上。一名鹿英，九月採陰乾。

    (1)草：《集注》有名無用卷7目錄作艸。
    (2)平：《新修》有名無用草木卷20缺。
    (3)作：《集注》作休。
    (4)採：《集注》缺。

631 吳葵華　味鹹，無毒。主理心，心氣不足。

    (1)理心：《大觀》有名未用草木卷30缺心。

632 封華　味甘，有毒。主疥瘡，養肌，去惡肉，夏至日採。

    (1)疥：《集注》有名無用卷7作彩。
    (2)日：《集注》缺。

633 碘華　味甘，無毒。主上氣，解煩，堅筋骨。

634 枇華　味苦。主水氣，去赤蟲。令人好色，不可久服，春生乃採。

    (1)枇：《集注》有名無用卷7正文作桃。
    (2)華：《新修》有名無用草木卷20《大觀》《政和》有名未用草木卷30作草。

635 節華　味苦，無毒。主傷中痿痺，溢腫。皮主脾中客熱氣。一名山節，一名達節，一名通漆。十月採暴乾。

    (1)熱：《集注》有名無用卷7缺。

636 徐李　主益氣輕身長年，生太山陰，如李小形，實青色無核，
　　　熟採實之。
　　　(1)實：《新修》有名無用草木卷20作食。

637 新雉木　味苦，香溫，無毒。主風頭眩痛，可作沐藥，七月採
　　　，陰乾，實如桃。
　　　(1)溫：《新修》有名無用草木卷20缺。
　　　(2)頭：《新修》及《大觀》《政和》有名未用草木卷30則缺。

638 合新木　味辛平，無毒。解心煩，止瘡痛。生遼東。
　　　(1)痛：《新修》有名無用草木卷20缺。
　　　(2)解心煩，止瘡痛：《集注》有名無用卷7作解煩心上療痛。

639 俳蒲木　味甘平，無毒。主少氣，止煩。生山陵，葉如襟，實
　　　赤三核。
　　　(1)山陵：《新修》有名無用草木卷20《大觀》《政和》有名未用草木卷30作陵谷
　　　。
　　　(2)襟：《新修》《大觀》作柰。

640 遂陽木　味甘，無毒。主益氣。生山中，如白楊葉，三月實，
　　　十月熟赤可食。
　　　(1)可食：《新修》有名無用草木卷20缺。

641 學木核　味甘寒，無毒。主脅下留飲，胃氣不平，除熱，如蕤
　　　核，五月採陰乾。

642 木核　療腸澼。華療不足。子療傷中。根療心腹逆氣，止渴，
　　　十月採。

643 枸核　味苦。療水，身面癰腫，五月採。

644 荻皮　味苦。止消渴，去白蟲，益氣。生江南，如松葉，有別
　　　刺，實赤黃，十月採。
　　　(1)荻：《集注》有名無用卷7正文作萩。
　　　(2)別：《新修》有名無用草木卷20缺。

645 桑莖實　味酸溫，無毒。主字乳餘疾，輕身益氣。一名草王，

葉如荏,方莖,大葉,生園中,十月採。
(1)園:《集注》有名無用卷7作薗。

646 滿陰實　味酸平,無毒。主益氣,除熱止渴,利小便,輕身長
年。生深山谷及園中,莖如芥,葉小,實如櫻桃,七月成。
(1)滿:《新修》有名無用草木卷20作蒲。
(2)櫻:《集注》有名無用卷7缺。

647 可聚實　味甘溫,無毒。主輕身,益氣,明目。一名長壽。生
山野道中,穗如麥,葉如艾,五月採。
(1)穗:《集注》有名無用卷7作穟。
(2)艾:《新修》有名無用草木卷20作芥。

648 讓實　味酸。主喉痺,止洩利。十月採陰乾。
(1)利:《新修》有名無用草木卷20《大觀》《政和》有名未用草木卷30作痢。

649 蕙實　味辛。主明目,補中。根莖中涕,療傷寒寒熱,出汗,
中風面腫,消渴熱中,逐水。生魯山平澤。
(1)辛:《新修》有名無用草木卷20缺。
(2)涕:《新修》作湯。

650 青雌　味苦。主惡瘡禿,敗瘡火氣,殺三蟲。一名蟲損,一名
孟推。生方山山谷。
(1)損:《集注》有名無用卷7《大觀》《政和》有名未用草木卷30作損。

651 白背　味苦平,無毒。主寒熱,洗浴疥惡瘡。生山陵,根似紫
葳,葉如燕盧,採無時。
(1)盧:《新修》有名無用草木卷20作膚。

652 白女腸　味辛溫,無毒。主洩痢腸澼,療心痛,破疝瘕。生深
山谷中,葉如藍,實赤,赤女腸亦同。
(1)腸:《集注》有名無用卷7作膓。

653 白扇根　味苦寒,無毒。主瘧,皮膚寒熱,出汗,令人欬。

654 白給　味辛平,無毒。主伏蟲,白癬腫痛。生山谷,如藜蘆,
根白相連,九月採。
(1)藜:《新修》有名無用草木卷20《大觀》《政和》有名未用草木卷30作藜。

655 白并　味苦，無毒。主肺欬上氣，行五藏，令百病不起。一名玉簫，一名箭焊，葉如小竹，根黃皮白。生山陵，三月、四月採根暴乾。

　　(1)暴：《集注》有名無用卷7作曝。

656 白辛　味辛，有毒。主寒熱。一名脫尾，一名羊草。生楚山，三月採根，根白而香。

　　(1)脫：《新修》有名無用草木卷20作脫。
　　(2)採根：《新修》及《大觀》有名未用草木卷30缺根。

657 白昌　味甘，無毒。主食諸蟲。一名水昌，一名水宿，一名莖蒲。十月採。

658 赤舉　味甘，無毒。主腹痛。一名羊飴，一名陵渴。生山陰，二月華兌，蔓草上，五月實黑，中有核，三月三日採葉陰乾。

　　(1)華兌：《新修》有名無用草木卷20作花兌，《大觀》《政和》有名未用草木卷30則作花兌。
　　(2)草：《集注》有名無用卷7作艸。

659 赤涅　味甘，無毒。主注崩中，止血，益氣。生蜀郡山石陰地濕處，採無時。

　　(1)涅：《集注》有名無用卷7作涅。
　　(2)注：《新修》有名無用草木卷20《大觀》《政和》有名未用草木卷30作疰。

660 黃秫　味苦，無毒。主心煩，主止汗出。生如桐，根黃。

　　(1)主止：《新修》有名無用草木卷20缺止。
　　(2)黃：《大觀》《政和》有名未用草木卷30缺。

661 徐黃　味辛平，無毒。主心腹積瘕，莖主惡瘡。生澤中，大莖細葉，香如藁本。

662 黃白支　生山陵，三月、四月採根暴乾。

　　(1)三月：《集注》有名無用卷7缺月。
　　(2)暴：《集注》作曝。

663 紫藍　味鹹，無毒。主食肉得毒，能消除之。

664 紫給　味鹹。主毒風頭，洩注。一名野葵。生高陵下地，三月三日採根，根如烏頭。

665 天蓼　味辛，有毒。主惡瘡，去痺氣。一名石龍。生水中。

666 地朕　味苦平。無毒。主心氣，女子陰疝，血結。一名承夜，一名夜光，三月採。

667 地芩　味苦，無毒。主小兒癇，除邪養胎，風痺洗洗寒熱，目中青翳，女子帶下。生腐木積草處，如朝生，天雨生，蓋黃白色，四月採之。
(1)洗洗：《集注》有名無用卷7作洗浴。
(2)目：《新修》有名無用草木卷20作日。
(3)翳：《大觀》《政和》有名未用草木卷30作瞖。
(4)採之：《政和》缺「之」。

668 地筋　味甘平，無毒。主益氣，止渴，除熱在腹臍，利筋。一名菅根，一名土筋。生澤中，根有毛，三月生，四月實白，三月三日採根。
(1)地筋：《長編》山草卷6以黃茅為正名，地筋附其下。

669 地耳　味甘，無毒。主明目，益氣，令人有子。生丘陵，如碧石青。
(1)丘：《大觀》有名未用草木卷30作丘《長編》蔬類卷4作邱。

670 土齒　味甘平，無毒。主輕身益氣長年。生山陵地中，狀如馬牙。

671 燕齒　主小兒癇寒熱，五月五日採。

672 酸惡　主惡瘡，去白蟲。生水旁，狀如澤瀉。
(1)旁：《新修》有名無用草木卷20《大觀》《政和》有名未用草木卷30作傍。
(2)瀉：《新修》《大觀》《政和》作瀉。

673 酸赭　味酸。主內漏止血不足。生昌陽山，採無時。

674 巴棘　味苦，有毒。主惡疥瘡，出蟲。一名女木。生高地，葉

白有刺，根連數十枚。

675 巴朱　味甘，無毒。主寒，止血帶下。生雒陽。

676 蜀格　味苦平，無毒，主寒熱痿痺，女子帶下，癥腫。生山陽，如藿菌有刺。
(1)痿：《新修》有名無用草木卷7缺。

677 彙根　主緩筋，令不痛。

678 苗根　味鹹平，無毒。主痺及熱中傷，跌折。生山陰谷中，蔓草木上，莖有刺，實如椒。
(1)木：《新修》有名無用草木卷20作藤。

679 參果根　味苦，有毒。主鼠瘻。一名百連，一名烏蓼，一名鼠莖，一名鹿蒲。生百餘根，根有衣裹莖，三月三日採根。
(1)裹：《大觀》有名未用草木卷30作裏。

680 黃辨　味甘平，無毒。主心腹疝瘕，口瘡臍傷。一名經辨。
(1)辨：《新修》有名無用草木卷20《大觀》《政和》有名未用草木卷30作辯。

681 良達　主齒痛，止渴，輕身。生山陰。莖蔓莚，大如葵，子滑小。
(1)莚：《政和》有名未用草木卷30作延。

682 對廬　味苦寒，無毒。主疥諸久瘡不瘳，生死肌，除大熱，煮洗之，八月採，似菴藺。
(1)久瘡：《集注》有名無用卷7《大觀》《政和》有名未用草木卷30作瘡久。
(2)煮：《大觀》作羹。

683 墦監　味苦。主身痒瘡，白禿漆瘡洗之。生房陵。
(1)墦監：《新修》有名無用草木卷20《大觀》《政和》有名未用草木卷30作糞藍。
(2)痒：《新修》作癢。

684 委虵　味甘平，無毒。主消渴少氣，令人耐寒。生人家園中，大枝長鬚，多葉，兩兩相值，子如芥子。
(1)虵：《新修》有名無用草木卷20《大觀》《政和》有名未用草木卷30作蛇。

685 麻伯　味酸，無毒。主益氣出汗。一名君莒，一名衍草，一名
道止，一名自死。生平陵，如蘭，葉黑厚白裏，莖實赤黑，
九月採根。

686 王明　味苦。主身熱邪氣，小兒身熱以浴之。生山谷。一名王
草。

687 類鼻　味酸溫，無毒。主痿痹。一名類重。生田中高地，葉如
天名精，美根，五月採。

688 師系　味甘，無毒。主癰腫惡瘡，煮洗之。一名臣堯，一名臣
骨，一名鬼芭。生平澤，八月採。
(1)煮：《集注》有名無用卷7《大觀》《政和》有名未用草木卷30作煑。

689 逐折　殺鼠，益氣明目。一名百合厚實。生木間，莖黃，七月
實黑，如大豆。
(1)木：《新修》有名無用草木卷20作禾。

690 并舌　主欬逆上氣，養肺氣，安五藏。一名域薰，一名玉荊，
三月採陰乾。
(1)舌：《大觀》《政和》有名未用草木卷30作苦。
(2)薰：《新修》有名無用草木卷20作熏。

691 父陛根　味辛，有毒。以熨癰腫膚脹。一名膏魚，一名梓藻。

692 索干　味苦，無毒。主易耳。一名馬耳。

693 荊莖　療灼爛，八月、十月採陰乾。

694 鬼麗　生石上捼之日柔為浴。
(1)麗：《新修》有名無用草木卷20作麗。
(2)捼：《集注》有名無用卷7作挼。
(3)浴：《新修》及《大觀》《政和》有名未用草木卷30作沐。

695 竹付　味甘，無毒。主止痛，除血。

696 秘惡　味酸，無毒。主療肝邪氣。一名杜逢。

(1)惡：《集注》有名無用卷7正文作要。

697 唐夷　味苦，無毒。主療跌折。
(1)跌：《集注》有名無用卷7作痿。

698 知杖　味甘，無毒。主療疝。
(1)主：《新修》有名無用草木卷20《大觀》《政和》有名未用草木卷30缺。

699 葵松　味辛，無毒。主眩痺。
(1)葵：《新修》有名無用草木卷20《大觀》《政和》有名未用草木卷30作坴。
(2)主：《新修》缺。

700 河煎　味酸。主結氣癰在喉頸者。生海中，八月、九月採。
(1)癰：《集注》有名無用卷7癰。

701 區余　味辛，無毒。主心腹熱瘙。

702 三葉　味辛。主寒熱蛇蜂螫人。一名起莫，一名三石，一名當田。生田中，莖小黑白，高三尺，根黑，三月採陰乾。

703 五母麻　味苦，有毒。主療痿痺，不便下利。一名鹿麻，一名歸澤麻，一名天麻，一名若一草。生田野，五月採。
(1)主：《集注》有名無用卷7缺。
(2)療：《新修》有名無用草木卷20《大觀》《政和》有名未用草木卷30缺。
(3)利：《大觀》《政和》作痢。

704 疥栢　味辛溫，無毒。主輕身，療痺。五月採陰乾。
(1)疥栢：《集注》有名無用卷7目錄作疥柏，《新修》有名無用草木卷20作疥柏，《大觀》《政和》有未用草木卷30作疥拍腹。

705 常更之生　味苦平，無毒。主明目。實有刺，大如稻米。
(1)更：《新修》有名無用草木卷20《大觀》《政和》有名未用草木卷30作吏。

706 救敔人者　味甘，有毒。主疝痺，通氣，諸不足。生人家宮室，五月、十月採暴乾。
(1)敔：《新修》有名無用草木卷20《大觀》《政和》有名未用草木卷30作敕。
(2)暴：《集注》有名無用卷7作曝。

707 丁公寄　味甘。主金瘡痛，延年。一名丁父。生石間，蔓延木
　　　上，葉細，大枝赤莖，母大如磧，黃有汁，七月七日採。
　　　(1)寄：《新修》有名無用草木卷20作寄。

708 城裏赤桂　味辛平。療婦人漏血白沃，陰蝕濕痹邪氣，補中益
　　　氣。生晉平陽。
　　　(1)城：《新修》有名無用草木卷20作地。
　　　(2)桂：《集注》有名無用卷7正文作柱《大觀》《政和》有名未用草木卷30亦作
　　　　　柱。
　　　(3)蝕：《集注》作食。
　　　(4)邪：《集注》作耶。

709 城東腐木　味鹹溫。主心腹痛，止洩便膿血。

710 芥　味苦寒，無毒。主消渴，止血，婦人疾，除痹。一名梨，
　　　葉如大青。

711 載　味酸，無毒。主諸惡氣。

712 慶　味苦，無毒。主欬嗽。
　　　(1)欬：《集注》有名無用卷7作咳。

713 腂　味甘，無毒。主益氣延年。生山谷，中白順理，十月採。

蟲部十五種

714 雄黃蟲　主明目，辟兵不祥，益氣力，狀如蠍蜙。

715 天社蟲　味甘，無毒。主絕孕益氣，狀如蜂，大腰，食草木葉
　　　，三月採。
　　　(1)孕：《集注》有名無用卷7作字。
　　　(2)狀：《新修》有名無用虫卷20《大觀》《政和》有名未用虫卷30缺。

716 桑蠹蟲　味甘，無毒。主心暴痛，金瘡肉，生不足。

717 石蠹蟲　主石癃，小便不利。生石中。
　　　(1)癃：《集注》有名無用卷7《大觀》有名未用虫卷30作癃。

718 行夜　療腹痛寒熱，利血。一名負盤。
　　(1)盤：《集注》有名無用卷7作槃。

719 蝸離　味甘，無毒。主燭館，明目。生江夏。
　　(1)離：《大觀》《政和》有名未用虫卷30作䗁。

720 麋魚　味甘，無毒。主痺止血。

721 丹戩　味辛。主心腹積血。一名飛龍。生蜀都，如鼠負，青股
　　蜚，頭赤，七月七日採陰乾。
　　(1)負：《大觀》有名未用虫卷30作貟。
　　(2)頭赤：《新修》有名無用虫卷20作翼赤。
　　(3)陰乾：《新修》《大觀》及《政和》有名未用虫卷30缺。

722 扁前　味甘，有毒。主鼠瘻瘰，利水道。生山陵，如牛虻，翼
　　赤，五月、八月採。
　　(1)瘰：《大觀》有名未用虫卷30作癰

723 蚖類　療痺內漏。一名蚖短，土色而文。

724 蜚廬　主婦人寒熱。
　　(1)廬：《大觀》《政和》有名未用虫卷30作屬。

725 梗雞　味甘，無毒。療痺。
　　(1)療痺：《新修》有名無用虫卷20缺。

726 益符　主療閉。一名無舌。

727 地防　令人不飢不渴。生黃陵，如濡，居土中。

728 黃蟲　味苦。療寒熱。生地上，赤頭長足，有角群居，七月七
　　日採。

名醫別錄卷之三　蟲獸果菜米部一百九十一種、
有名無用一百七十三種（終）

(JP023)

重輯名醫別錄

出版者：文興出版事業有限公司
總公司：407臺中市西屯區漢口路2段231號
電話：(04)23160278
傳真：(04)23124123
營業部：407臺中市西屯區上安路9號2樓
電話：(04)24521807
傳真：(04)24513175
E-mail：wenhsin.press@msa.hinet.net
網址：http：//www.flywings.com.tw

發行人：黃世勳
重輯者：劉淑鈴
總策劃：賀曉帆
美術編輯：林琤玲 0932-715235
封面設計：呂姿珊 0926-758872

總經銷：紅螞蟻圖書有限公司
地址：114臺北市內湖區舊宗路2段121巷28號4樓
電話：(02)27953656
傳真：(02)27954100
初版：西元2011年11月
定價：新臺幣220元整
ISBN：978-986-6784-18-7

國家圖書館出版品預行編目(CIP)資料

重輯名醫別錄 / 劉淑鈴重輯. -- 初版. -- 臺中
市：文興出版, 2011. 11
　　面；　公分. -- (珍藏本草；23)
　　ISBN 978-986-6784-18-7(平裝)

1.本草 2.中國

414.1　　　　　　　　　　　　100022943

歡迎郵政劃撥
戶名：文興出版事業有限公司　　帳號：22539747